世界卫生组织医疗器械技术系列

WHO Medical Device Technical Series

医疗设备维护管理概论

Medical Equipment Maintenance Programme Overview

编译委员会

主 译　高关心　张　强　郑　焜

主 审　叶全富　彭明辰

译　者（按姓氏笔画排序）

马丽平　冯庆敏　刘胜林　孙　辉　杨　涛

张　虹　张　蕾　张　冀　郑苫施　赵颖波

费晓璐　夏　婷　夏慧琳

审　校（按姓氏笔画排序）

刘曼芳　李　斌　张　锦　张力方

陈晓晶　钱建国　曹少平　谢松城

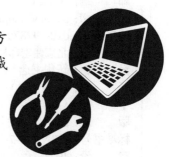

人民卫生出版社

图书在版编目（CIP）数据

医疗设备维护管理概论 / 世界卫生组织主编；高关心，张强，郑焜主译 . —北京：人民卫生出版社，2017
（世界卫生组织医疗器械技术系列）
ISBN 978-7-117-25461-8

Ⅰ. ①医… Ⅱ. ①世… ②高… ③张… ④郑… Ⅲ. ①医疗器械 - 设备管理 - 概论 Ⅳ. ①R197.39

中国版本图书馆 CIP 数据核字（2017）第 270282 号

人卫智网	www.ipmph.com	医学教育、学术、考试、健康，购书智慧智能综合服务平台
人卫官网	www.pmph.com	人卫官方资讯发布平台

版权所有，侵权必究！

医疗设备维护管理概论

主　　译：高关心　张　强　郑　焜
出版发行：人民卫生出版社（中继线 010-59780011）
地　　址：北京市朝阳区潘家园南里 19 号
邮　　编：100021
E - mail：pmph @ pmph.com
购书热线：010-59787592　010-59787584　010-65264830
印　　刷：北京建宏印刷有限公司
经　　销：新华书店
开　　本：710×1000　1/16　印张：6.5
字　　数：113 千字
版　　次：2018 年 2 月第 1 版　2018 年 2 月第 1 版第 1 次印刷
标准书号：ISBN 978-7-117-25461-8/R · 25462
定　　价：49.00 元

打击盗版举报电话：010-59787491　E-mail：WQ @ pmph.com
（凡属印装质量问题请与本社市场营销中心联系退换）

序

医疗器械在医学变革中起着重要的推进作用。

纵观医疗器械的发展,作为医疗机构开展医疗工作的物质基础和医疗新技术的支撑平台,医疗器械已从过去作为疾病诊治的辅助工具逐渐转变为主要手段。可穿戴设备和疾病防治类器械的大量涌现,也使医疗器械逐渐突破医学诊断和治疗的范畴,扩展到全民的健康工程大领域。与之而来的问题是,如何对越来越多的医疗器械进行监督管理? 如何对全球化的医疗器械大市场实施监管共识? 如何使更多的使用者认识到医疗器械的安全风险并能保证其合理使用? 这些不仅是国内外专家和同行思考和关注的问题,也同样引起世界卫生组织的重视。

世界卫生组织(WHO)作为国际上最大的政府间卫生组织,自 1948 年成立以来,迄今已有 194 个成员国。WHO 是联合国系统内卫生问题的指导和协调机构。多年来它肩负着制定规范和标准,为各成员国提供各项政策方案和技术指导的任务,为卫生系统的众多领域,如流行病与地方病、疾病医疗、生物制品、临床药学等提出了更多的标准依据,推动了全球卫生技术的发展。

近年来,WHO 在多次世界卫生大会上,敦促成员国应制定用于评估及管理医疗器械的适宜的国家战略及计划,并在卫生技术政策实施方面要为成员国提供技术指导。本次制定的医疗器械技术系列就是全球卫生技术倡议项目的一部分。

感谢中华医学会医学工程学分会高关心教授组织学会人员翻译了这套医疗器械技术系列。

本次出版的九册技术系列,是世界卫生组织关于医疗器械首次提出的系统性、指导性书籍,积聚了发达国家多位专家的经验和共识。系列中有的从国家和政府层面提出监管框架,有的从医疗机构等使用层面提出技术管理的指导原则和方法,有的从行业层面提出卫生技术评估国际化的通则和经验。可以说,这套丛书适合医疗器械"产、学、研、用、管"全行业人员作为学习和指导用书。

中国在发展新一代医疗器械有得天独厚的条件。在医疗器械市场,国产医疗器械起步迟,但发展比较快。据统计,到 2016 年底,国产医疗器械已有一万五千多家生产企业。"中国制造 2025"的提出,也对新型医疗器械的创新和发展起到重要的推动作用。这是极好的机遇,应该抓住先机,把握主动。我们也期待,国产医疗器械在 WHO 这套医疗器械技术系列的指导下,在解决好技术性能和功能的产品质量基础上,把产品的安全、有效性做上去。

俞梦孙
2017 年 10 月

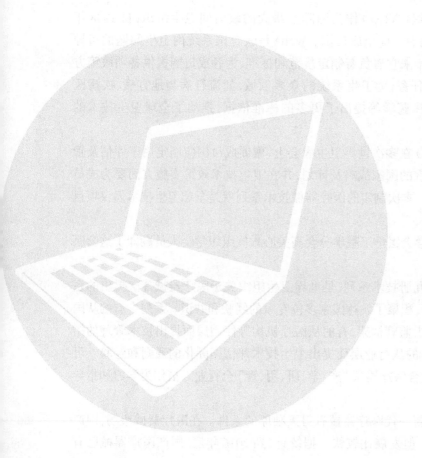

译者序

医疗器械作为医疗技术的重要组成部分，在预防、诊断、治疗，以及提高人类健康及生命质量等方面体现出越来越重要的作用。世界卫生组织（WHO）在多次世界卫生大会上，敦促成员国应制定用于评估及管理医疗器械的适宜的国家战略及计划，并在卫生技术政策实施方面要为成员国提供技术指导。

世界卫生组织医疗器械技术系列（以下简称技术系列）是全球卫生技术倡议项目的一部分，用于加强医疗器械准入、质量和使用管理的改进。这一成果源自 WHO 与各大学、公司、学术组织及医院的顾问团之间的国际合作，总体受到 WHO 基本药物和卫生产品司医疗器械项目负责人，医疗器械高级顾问 Adriana Velazquez-Berumen 女士的指导。技术序列全套十九册，本书包含了 2015 年 12 月前出版的九册。

本套技术系列在中国问世，可谓久旱逢甘雨。

一方面，现阶段的医疗器械行业正处于快速增长和发展阶段。越来越多的高科技医疗器械生产研发出来，用于医学诊断和治疗、人类健康保健等各个方面。医疗器械作为医疗技术的重要组成部分的作用越来越被大家所认识。另一方面，医疗器械的质量与风险、合理使用问题日益凸显。一些传统的管理工作，如设备采购、维修与维护都受到一些来自政策和市场方面的冲击。医疗器械的从业者与管理者在发展过程中经常面临种种困惑与迷茫。

本套技术系列从国家和政府层面提出监管框架，从医疗机构层面提出指导原则和操作方法，对医疗器械如何管理提出了完整的指导体系。无论是对于监管部门，还是医疗机构都很有借鉴意义。特别是在六册的管理序列中，提出如何建立高效的医疗设备采购规范保证卫生保健的安全和质量，如何建立合理有效的医疗设备资产信息系统确保技术管理的有效实施，如何对医疗机构的医疗设备资源做维护相关计划、管理、实施，在保证设备使用质量与安全的同时节省运行成本。这些内容对医疗机构，特别是对临床工程部门开展医疗器械技术管理工作提供了宝贵的建议。

这套技术系列主要面向医疗机构的设备使用者、维护者和管理者，以及医疗机构中高层管理者、地区国家与卫生行政管理人员等核心读者，也可为医疗器械生产研发机构、经营机构与服务机构提供重要的参考。我们期望，本套丛书能真正填补国内长期缺乏成体系的临床工程管理指南的空白，成为医疗卫生行业、医疗机构临床工程和设备管理决策层以及工程技术人员指导工作的经典指南。

本系列分为九册。

第一册《医疗器械政策制定》和第二册《医疗器械监管》提出国家卫生政策所包括的蓝图、情况分析、政策方向等战略与建议，并形成一个实用型框架。通过此框架，各国可以跟随全球监管体系一体化的发展脚步，评估保护本国公众使其避免风险的必要性并加以解决。

第三册《医疗器械卫生技术评估》、第四册《医疗器械采购流程与资源指南》、第五册《医疗器械需求评估》将医疗器械采购、评估及相关内容融入循证决策框架中，旨在通过将人力、物力、资源的决策和政策制定，与公平性和责任制的整体愿景联系起来，提出对公众负责任的策略方法，带来安全、公正、高质量的卫生保健服务，并且使所有参与者受益。

第六册《医疗器械捐赠》围绕医疗器械捐赠中存在的问题和挑战，提出思考和最优方法，从而有助于捐赠的征集和供应。

第七册《医疗设备资产信息管理概论》、第八册《医疗设备维护管理概论》、第九册《维护管理信息系统》三册作为管理系列，用于帮助医疗机构建立或提高医疗设备的使用管理和维护规划。这些文档中的每一个都可以作为一个独立的文档使用，但它们的互相结合可以为医疗设备使用管理和维护计划的开发提供所有需要考虑的因素。

本书的翻译是一个充满挑战的过程。中华医学会医学工程学分会两届委员会组织了学会技术骨干和资深专家投入到本套技术系列的翻译和审校工作，历时 2 年。在此深深感谢他们的努力工作和认真严谨的精神。感谢国家卫生计生委医院管理研究所参与并积极推动了此项工作。本书在编辑、校对、设计和统筹出版上得到了人民卫生出版社的全力支持，特别感谢 Adriana Velazquez-Berumen 女士对此中文译本项目的积极关注和大力支持。

由于本套指南篇幅浩大，许多专业术语是第一次引入。限于翻译的时间和水平，书中各种纰漏和差错在所难免，希望国内外读者、学者、同道们能够不吝指正，以便再版时修订。

高关心
2017 年 10 月

前言

卫生技术是卫生系统有效运转的重要支撑。医疗器械作为一种卫生技术,它对疾病的预防、诊断和治疗,以及患者的康复起着至关重要的作用。因为其重要性,世界卫生大会(WHA)于 2007 年 5 月通过了 WHA60.29 号决议。该决议提出了卫生技术不恰当配置和不恰当使用产生的问题,以及对医疗器械选择与管理评估优劣的必要性。通过本次决议,各成员国的代表认识到了卫生技术在实现卫生相关发展目标的重要性。他们敦促世界卫生组织(WHO)普及和传播卫生技术,特别是医疗器械的专业知识与技术,并采取具体的行动向成员国提供技术指导和支持。

WHO 的战略目标之一就是"确保医疗产品和技术的准入、质量和使用得到改善"。此目标结合上述 WHA 的决议,形成了建立全球卫生技术倡议(GIHT)的基础。该倡议得到了比尔和梅玲达·盖茨基金会的资助。倡议的目的是使核心卫生技术能够以低廉的价格获得并得到应用,特别是针对资源短缺的国家和地区,从而有效地控制一些重要的卫生问题。倡议包含两个具体目标:

- 促进国际社会建立国家基本卫生技术项目的发展框架,以减轻民众的疾病负担,保证医疗资源的有效利用;
- 促进商业和科研团体研究和确定对公共卫生有重要影响的创新技术。

为达到这些目标,WHO 及其合作伙伴已经开始着手制定议程、行动计划、工具和指南,以加强医疗器械的合理选择和合理使用。本系列是用于指导国家层面的一系列参考文件,包括以下内容:

- 医疗器械政策制定
- 医疗器械监管
- 医疗器械卫生技术评估
- 卫生技术管理
  - ➤ 医疗器械需求评估
  - ➤ 医疗器械采购流程与资源指南

> 医疗器械捐赠
> 医疗设备资产信息管理概论
> 医疗设备维护管理概论
> 维护管理信息系统
- 医疗器械数据
  > 医疗器械术语
  > 服务于不同医疗机构的医疗器械
  > 服务于临床过程的医疗器械
- 医疗器械创新、研究和发展

这些文件可供在国家、地区或全国范围内研究卫生技术的政府机构、学术团体以及其他相关医疗器械单位使用,包括这些机构、团体、单位中的卫生管理者、生物医学工程师、临床工程师、医疗器械制造者和捐赠者。

方法

本系列中的文件是由来自全球各个领域的专家共同撰写而成,并经过了卫生技术顾问组(TAGHT)的审核。TAGHT 成立于 2009 年,其职责是为各国卫生技术专业人员和代表举办论坛,制定和实施为实现 GIHT 目标所需的有效工具和文件。该组织召开了三次相关会议。第一次会议于 2009 年 4 月在日内瓦举行,确定了最需要优先更新或发展的是哪些工具和主题。第二次会议于 2009 年 11 月在里约热内卢召开的,分享了自 2009 年 4 月以来卫生技术管理工具的开发进展,总结了试点国家目前所面临的挑战与对策,并同期举办了互动论坛,依据早期的报告和讨论等相关信息提出了新工具的建议书。最后一次会议于 2010 年 6 月在开罗举行,主题是文件定稿会议,及帮助各个国家制定了可落实的行动计划。此外,专家和顾问们还通过网络社团群进行了交流协调,提供制定文件的反馈意见。这些内容在 2010 年 9 月世界卫生组织第一次医疗器械全球论坛上得到进一步讨论。来自 106 个国家的利益相关者提出了如何在国家层面实现本系列文件所涵盖的信息的建议 [1]。

---

1 First WHO Global Forum on Medical Devices: context, outcomes, and future actions is available at: http://www.who.int/medical_devices/gfmd_report_final.pdf (accessed March 2011)

所有参与制定这些文件的与会人员均按要求填写了一份利益声明表,未发现任何利益冲突。

定义

考虑到下列术语有多重解释,其在本技术系列文件中的定义如下。

卫生技术: 对用以解决健康问题和提高生命质量的系统化知识与技能(包括器械、药品、疫苗、医疗过程和系统等形式)的应用[1]。本概念与医疗技术(health-care technology)可以互换使用。

医疗器械: 用于预防、诊断或治疗疾病,或是出于健康目的检测、测量、恢复、修正或调整机体结构或功能的设备、仪器、装置、机器、器具、植入物、体外诊断试剂或校准品。通常来说,医疗器械的作用不能通过药理、免疫或代谢方式达到[2]。

医疗设备: 需要校准、维护、维修、用户培训及报废的医疗器械——这些活动通常由临床工程师管理。医疗设备用于如下特殊目的即疾病的诊疗、疾病或受伤后的康复;可单独使用,也可与配件、耗材或其他医疗设备共同使用。医疗设备不包括植入物或一次性医疗器械。

1　World Health Assembly resolution WHA60.29, May 2007 (http://www.who.int/medical_devices/resolution_wha60_29-en1.pdf, accessed March 2011).

2　Information document concerning the definition of the term "medical device". Global Harmonization Task Force, 2005 (http://www.ghtf.org/documents/sg1/sg1n29r162005.pdf, accessed March 2011).

致谢

医疗设备维护管理概论的主要作者是 Frank R. Painter 和 Matthew F. Baretich, 他们分别任职于 Connecticut 大学（美国）和 Baretich Engineering, Fort Collins（美国）。其工作作为全球卫生技术倡议项目的一部分, 总体受到 WHO（瑞士日内瓦）Adriana Velazquez-Berumen 女士的指导。该项目由 Bill & Melinda Gates 基金会资助。

该草案是由 Jennifer Barragan（WHO）、Jorge Calil（Universidade Estadual de Campinas）、Adham Ismail（WHO）、Jennifer Jackson（Sapienza 大学）、Iyad Mobarek（WHO）、Rob Parsons（顾问）、Lisa Stroux（WHO）、Billy Teninty（Engineering World Health）审核, 由 Inis Communication 组织编辑。

感谢 Aditi A Sharma 的协助校对, 感谢 Karina Reyes-Moya 及 Gudrum Ingolfsdottir 对本文整个编写过程的行政支持。

利益声明

利益声明包括了所有参与和评论人员的文件证明。这些利益声明不对本文的内容造成影响。

缩略词

AAMI	美国医疗器械促进协会
ACCE	美国临床工程学会
BMET	生物医学工程技术人员
CIMV	传统间歇指令通气
CM	维修维护
CMMS	维护管理信息系统
ECG	心电图仪
EM	设备管理
FDA	美国食品药品监督管理局
GIHT	全球卫生技术倡议
HEPA	高效空气过滤器
HTM	卫生 / 医疗技术管理
IPM	检测和预防性维护
ISO	国际标准化组织
MRI	磁共振成像
NFPA	美国国家防火协会
PM	预防性维护
PPE	个人防护装备
SIMV	同步间歇指令通气
TAGHT	卫生技术顾问组
UPS	不间断电源
WHO	世界卫生组织

执行摘要

　　医疗设备是直接影响人类生活的资产。其需要很大的投资且在许多情况下需要很高的维护成本。因此,有必要设计一个有规划的、便于管理的维护流程,可以使患者在诊断、治疗和检测过程中所涉及的医疗设备得到可靠、安全的使用。此外,该程序能够延长设备使用寿命、降低设备使用成本。

　　维护策略包括检测程序、预防性维护和维修维护。性能检测确保设备的正确运行,安全检测的目的是保证设备的安全性,不会对患者和操作者造成危害,预防性维护(PM)旨在延长设备的寿命并降低故障率。此外,在对设备进行检测和预防性维护时,还可能会发现一些隐藏的问题。然而,进行检测和预防性维护(IPM)只能确保设备处于良好的运行状态,并不能排除在未来使用时发生故障的可能性,大多数电子和机械部件的本质是随时都可能发生故障。维修维护(CM)可以恢复故障设备的功能并使其继续进行服务。

　　一个有效的医疗设备维护管理由充分的计划、管理和实施组成。计划考虑了维护活动充分实施所需的财力、物力和人力资源。一旦程序被确定,资金、人员和操作等方面会被持续检测和管理,以确保程序持续不间断并在必要时进行改进。最终,程序的正确实施是确保最优设备功能的关键。

目录

1 引言

医疗设备维护可以被分为两大类：检测和预防性维护（IPM）及维修维护（CM）（图1）。IPM包括了确保设备功能完整、防止因故障中断或失败的所有预定活动。性能检测和安全检测目的是验证设备的功能适当和使用安全。预防性维护（PM）指的是可以延长设备寿命并预防故障（即校准、部件更换、润滑、清洁等）的预定活动。检测是一个单独的流程，但是在进行深度PM时，由于涉及部件的拆卸、清洁和更换，它可以与PM共同进行保证设备的功能性。

不管医疗设备大小如何，对任何医疗机构的医疗设备进行维护管理都有必要。程序的复杂度取决于机构的大小、类型、地理位置和所需资源。然而，无论在高收入国家的城市地区还是在中低等收入国家的农村环境，好的维护管理的原则是相同的。

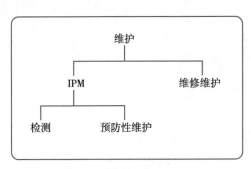

图1　维护管理的组成

2 目的

本文的目的是提供医疗设备维护管理的有效资料和流程方案。这可以帮助卫生组织,特别是发展中国家的卫生组织计划、管理和实施医疗设备的维护。本文内容简洁、灵活,可以按需适用于不同配置和不同水平的技术资源。它关注一般原则而不是一个僵化的模型,这样每个国家或机构就可以设计一个合适的程序来满足自己特定的需求。

本文档为那些负责在机构、地方、地区和国家层面规划、管理和实施卫生技术管理服务的人们所用,特别是在资源受限的国家,这类服务可能尚未完全建立。它对负责执行很多上述任务的工程师和技术人员而言同样是有价值的。

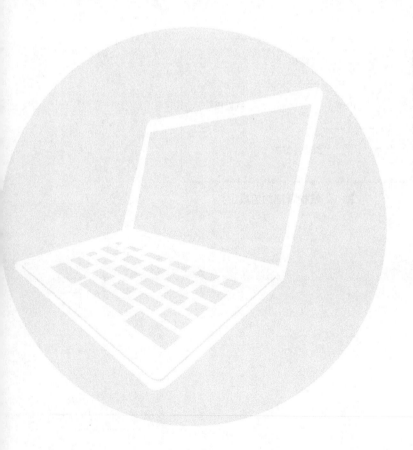

3 维护相关的定义

医疗设备维护的讨论中使用的关键术语被定义如下。

术语	定义
验收测试	医疗设备在投入使用之前要进行初步检查。当设备首次到达医疗机构,检查设备是否与采购合同匹配、是否具有指定功能、是否安排用户培训、是否正确安装。如果维护管理信息系统(CMMS)可用,它也应被登记到 CMMS 中
校准	一些医疗设备,尤其是那些有治疗性能量输出的设备(如除颤器、电刀、物理治疗刺激仪等),需要被定期校准。这意味着需要对能量水平进行测量,如果测量水平和指定水平有差异就必须校准,直到设备功能在标准范围内。测量设备(如心电图仪、实验室设备、体重计、肺功能仪等)也需要定期校准以确保具有与已知标准相同的精确度
临床工程师	通过把工程和管理技术应用到卫生技术中以支持和推进病患护理的专业人员。临床工程师是专业的生物医学工程师,这两个术语经常可以互换使用
临床工程部门/团队	负责医疗设备管理和维护的工程师/技术员或工程师/技术员团队。基于环境和国家不同,这个部门或团队可能会有各种各样的名字。一些可替换名称包括:生物医学工程部门、医疗设备维护部门、医疗设备管理部门等。本文档中,我们最常引用的是临床工程部门
常用描述性术语	用来描述设备的术语。使用来自单一国际公认来源[1]的通用的描述性名字是对比不同机构的检测程序、检测时间、故障率、服务成本和其他重要维护管理信息的关键。虽然制造商对设备给定特定的名称,但依然有必要在术语系统中对所列的设备通用名称进行储存(如术语名称:电外科系统,单极/双极;设备的供应商名称;高频电刀供应商型号名称等)
维修维护(CM)	发生故障后,恢复设备的物理完整性、安全性和/或性能的过程。维修维护和计划外维护被视为等同于"维修"。本文档交替使用这些术语

1　两个常见的系统命名法是全球医疗设备命名法(http://www.gmdnagecy.com/)和通用医疗设备命名法(http://www.ecri.org/Products/Pages/UMDNS.aspx)

续表

术语	定　义
故障	不能满足预定的性能或安全需求的情况,和/或违反物理完整性的情况。故障通过维修和/或校准被纠正
检测	检测是指确保设备功能正常所必需的预定活动。它包括性能检测和安全检测。这些和预防性维护、维修维护或校准连同发生,但同时检测也可以是一个独立的活动,按照一定的时间周期进行
检测和预防性维护(IPM)	IPM是指确保医疗设备功能正常所需并被良好维护的所有规划活动。因此IPM包括检测和预防性维护(PM)
性能检测	这些活动是为了测试医疗设备的性能状态。性能检测应对设备的性能和制造商的维护或维修手册中的技术规范进行比较。性能检测并不能延长设备的寿命,而只是评估设备当前的状态。性能检测有时也被称为"性能保证检测"
预见性维护	预见性维护是一种预测技术,用于判断特定类型的故障率,是否需要替换特定的零配件(如电池、阀门、泵、密封装置)。维护周期的设置应确保零配件在发生故障前被替换,确保设备的可靠持续运行。在医疗卫生系统,这主要发生在有大量来自同一制造商或型号的医疗器械的机构中
预防性维护(PM)	PM包括延长设备寿命和预防故障所执行的维护。PM通常被规划有特定的时间间隔,并包括特定的维护活动,如润滑、清洁(如过滤器)、替换磨损的(如轴承)或有限使用寿命的部件(如油管)。该程序和间隔通常由制造商确定。在特殊情况下,用户可能会改变频率以适应当地环境条件。预防性维护有时被称为"计划维护"或"预定维护"。本文档交替使用这些术语
维修	在故障发生后用于恢复设备的物理完整性、安全性和/或性能的过程。该术语和维修维护在本文档交替使用
安全检测	执行安全检测程序以确保设备的电子和机械安全。这些检测也可能包括辐射安全、危险气体或化学污染物的检测。当这些检测完成时,结果会同国家或地区标准做比较,也会同制造商的规范相比较。安全检测的频率可能不同于计划维护和性能检测,通常是根据监管要求而制定的

4 维护管理计划

维护管理计划是全面规划卫生／医疗技术管理（HTM）组成部分。这个计划过程包括了关键因素的审查，如图 2 所示。维护管理计划制定者要面临的挑战是平衡这些因素，设计一个对他们的情况而言合适并具有成本效益的维护管理方案。

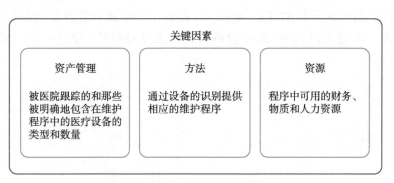

图 2　维护管理计划中的关键因素

4.1　资产管理

医疗装置的范围包括从相对简单到高度复杂等多种类型。例如，测量血压的手动装置（血压计）仅有几个组件，当部件、校准仪器和基本的手动工具都可用时，该设备维护较为简单。另一个极端例子是先进的成像设备和实验设备。维护一个磁共振成像系统需要大量的财力、物力和人力资源。介于两个极端之间的有输液泵、除颤器、ECG（心电图仪）和数以百计的不同复杂度的其他类型医疗设备。在计划维护管理过程的早期，必须在程序中明确设备的类型。这将取决于程序中所涵盖的机构类型（从初级保健诊所到三级医院），以及这些机构中设备的范围。

临床工程部门应该识别和选择包含在资产管理中的医疗设备，且需要对这些设备进行维护管理。研究表明，并不是所有的设备都需要在资产管理中跟踪、检测或维护，且很少有医院或医疗机构有人力来完成这种工作级别。所以,我们有必要用正确的方法挑选资产管理信息系统中需要维护管理的设备。5.3.4节讨论了工作优先级别的方法,这对挑选包含在资产管理内的设备也是有用的。附录A.1更详细地概述了一个特定的方法。

临床工程部门负责开发和维护资产管理信息系统。他们负责定期检查医疗机构资产管理信息系统内可追踪的设备,并且确保资产管理信息系统中所列出的设备都可以被定位。当执行常规检测或PM活动时,临床工程技术团队可能会发现资产管理信息系统更便于上述工作的执行。此外,当新设备到达时需要被检测,然后添加到资产管理信息系统中。附录A.2概述了首次测试和评估的政策,附录D.1提供了一个接收新设备的示例表单。也可参阅本技术系列中《医疗设备资产信息管理概论》以进一步了解相关信息。

4.2　方法论

维护管理可以通过很多种方法实施,因此有必要考虑多种方法的可用性。例如,机构可能与设备制造商、第三方服务组织(independent service organizations,ISO)签订服务合同,或两者结合。这种情况下,医疗机构有必要安排特定人员来监管这些服务承包商的行为。在实践中,典型的方法是在医疗保健组织内部建立某种程度的管理和技术能力。一些维护活动也可能由医疗机构的员工实施。其他维护活动可能由服务承包商或其他外部服务提供商实施。基于设备和人员的能力,最重要的管理活动之一是决定哪些服务应由内部和外部服务供应商的哪种组合来提供。有关管理和实施的更详尽的细节在第5部分和第6部分,可以为特定部门帮助设计合适的方法。

4.3　资源

维护所需的资源很难计划,计划者需要具备以下知识及技能:维护历史、计算维护所需员工人数及工作量,以及预测设备何时可能发生故障。维护也需要适当的员工技能、培训和经验。外部供应商对于复杂设备的维护也是必要的。

　　制定维护计划还需要了解所需的设备部件。由于预算限制和采购困难等问题，这些部件可能难以获得，特别是需要从国外采购部件时。为应对这些挑战，提前考虑正确执行预定活动所需的财力、物力和人力资源是很重要的。

4.3.1　财务资源

　　维护管理（作为全面 HTM 程序的一个组成）所需的财务资源分为两大类：初始成本和维护成本。初始成本是必须在程序开始前进行的投资，维护成本是保持程序操作所需的日常费用。表 1 总结了每个类别内的主要内容。

表 1　维护管理所需的财务资源

	初始成本	维护成本
物质资源	维护场所、工具、测试设备、计算机资源、车辆	操作、公用设施、维护、校准
人力资源	招聘（维护者）、初始培训	（技术人员）薪水、绩效收入、工作量、继续教育
直接维护	（不适用）	服务合同、部件和材料、交通费、运输费

　　计算成本的第一步是制定所需的物质和人力资源，这要依据资产管理信息系统内医疗设备的数量和类型，也依据所选择的维护方法的水平和类型，还需根据使用国家或地区的适用运价来计算初始和维护成本。特别对于 IPM 部分而言，这有助于评估程序所需的工作量。如果检测的频率和时间已知，则过程会相对简单。通过计算每种类型（每一种医疗设备常见的命名类型）设备的数量并乘以估算的 IPM 时间，就有可能为 IPM 程序确定一个估算的总工作量。创建 IPM 表格的计划时间、准备时间、检测设备的时间、工作完成的记录时间和所用 PM 部件的重新订购时间都应该被加入到总工作量的计算中。附录 C 中给出了一个例子。

　　直接维护成本最初很难估计，但是会随着时间的推移和经验的增加不断被改进。相对而言，服务合同成本可以通过与外部服务提供者谈判来确定。服务类型可以在时间和物质的基础上或在规定的时间内，通过所在国家固定汇率核算而获得。在这两种情况下，维护成本必须事先被计划并包含在相关预算中。5.2.1 节深入讨论了有关服务供应商承诺的相关问题。

服务率的成本是一个有用的指标，用于确定维护管理的财务效益。这个指标通过医疗设备维护管理的总年度成本除以资产管理信息系统内医疗设备的资产总值（初始成本）计算得出。例如，美国服务率的成本占 5%~10%[1]。仅当有大量支持资源可用并且仅在性能改进一段时间之后，这个比率才可以被实现。发展中国家的规划目标，这个指标值可能会更高，尤其是在资源受限环境中的新维护流程中。然而，服务率的成本应该被监测并被用作性能改进所做努力的目标。

随着时间的推移，在有机会的情况下，可对维护管理方面进行其他投入。例如，可以考虑通过使用内部资源和员工为特定类型的设备提供服务，而非将工作外包。对于每一个这样的机会，应该制定一个简单的商业计划，包括初始成本和维护成本的建议。然后，可以对比当前情况的成本和收益以及新的建议。程序提供的实际数据对于新投资的决策过程是非常有效的。

4.3.2 物质资源

维护管理依赖于物质资源，包括工作场所、工具和测试设备、供应材料、替换部件和开展维护所需的操作与服务手册。当计划维护管理时，应考虑以下几方面的因素。

（1）工作场所

当计划程序时，应考虑维护进行的场所。第一种选择是在设备通常所处的位置进行 IPM 或 CM。对于设备的某些类型，如 X 射线系统、实验室分析仪器、灭菌器和手术灯，到设备所在地维护是唯一的选择。在这种情况下，有必要把必要的工具和测试设备带到工作地点或工作场地。

第二种选择是把设备运输至临床工程部门的维护场所来进行 IPM 或 CM。这可能是一个耗费时间的过程，但是临床工程部门可能是有些维护唯一可以进行的地方。一个好的工作区是整洁并有条理的，能提供良好的照明并可以使用设备所需的公用系统（如电力和医疗气体），包括工作台、工具与测试设备、维修部件、供应材料和储存待修设备的空间。它还包括记录和文档、服务和操作手册的空间，并且能访问任何所需的计算机资源。

工作区中具备计算机资源也是很重要的考虑。基本的文档可能保持纸质记录，但是计算机电子表格、数据库程序，或维护管理信息系统（CMMS）的使用可以更好地支持记录保存、性能监测和性能改进（更多信息请参见 5.3.6 节）。此外，当可访问互联网时，维护管理信息系统可能是一个非常宝贵的资源。许多技术资源在网络上可得，成本很少或无成本。在线教育可能是深入技术知识和促进培训的一个选择[1]。此外,低价的语音通讯和电子邮件沟通使得远距离协作变得有效。然而,在网络通信不可靠的地方,通过手机保持联系可能是一个有效的选择。

临床工程工作场所通常设立在医疗机构内部,但是如果涉及到多个机构,建立一个集中维修站可能会更加经济。

（2）工具和测试设备

没有合适的工具和测试设备,生物医学工程技术人员（BMET）的生产力将是受限的。如能依据投资计划采购需要的工具和测试设备将降低维护成本。此外,拥有正确的设备将极大地提高维护结果的可靠性、校准的准确性、患者和医护人员的安全系数,以及员工维护的效率。

基于服务设备的类型,各种维护工具和测试工具是执行 IPM 和 / 或 CM 程序所必需的。可以使用一些基本的电子服务工具和测试设备（如温度仪表、电压表、测力计、示波器、电阻箱和电容箱、电气安全表）来完成大部分的 IPM 和 CM 程序。若部分小医院或诊所的医疗设备数量有限,仅有几种基本的测试设备来运行他们的程序（如一个生理模拟器、安全分析仪和一些基本的工具）也是可以的。在大型医疗机构中,复杂的设备可能更需要先进的工具和测试设备。例如,在有多个手术室和现代电外科设备的大型医院中,电刀分析器可能是一个明智的购置。购置更先进的工具和测试设备可以使临床工程技术人员校准、维护和维修更多种类的医疗设备。如果不能获得与维护相关的特定测试设备,负责相关设备的维护可能是不合适的。

如果得到精心维护,工具和测试设备的寿命可能会超过 10 年。通常,测试设备可以被使用大约 7 年。高度专业化的项目,如故障诊断软件和连接到基于计算机实验室或成像设备的笔记本电脑,可能会由于实验室和成像技术的飞速发展而具有更短的使用寿命。工具和测试设备,尤其是测试设备本身必须得到适当的维护。它们应该被保持良好的物理状况,在适当的时间间隔进行被校准并按需被维护。

资源匮乏的地方创造力是必需的,建立一个技术人员和工程师网络可能意味着资源可以被共享。若医疗机构财政预算有限,则可以考虑和周围地区的其他医院租用或共用昂贵的测试设备和工具。可参考为资源匮乏的发展中国家推荐的工具和测试设备最低配置的建议[2]。这些建议是工具和测试设备最基本的投入要求,可以使得医疗设备的服务变得更加有效。

1　在线教育机会的一个例子是由美国佛蒙特大学开发的一系列课程（http://its.uvm.edu/medtech/index.htm）.课程的西班牙语版本通过大学 CES（哥伦比亚）和 Pontifica 秘鲁天主教大学提供

　　开展维护管理的初始资金非常有必要,对于医院未来可能获得的新医疗设备或扩展维护管理范围所需的测试设备,也要提供额外的资金来进行购买、校准和服务。附录 F 给出了测试设备和所需装置的详细列表。

　　(3)清洁用品

　　主要由清洁和润滑用品组成,并且需要有充足的数量。制造商的服务手册给出了有关使用错误清洁剂(可能会破坏一些设备的标签和塑料表面)的警告。

　　(4)替换部件

　　当计划一个 IPM 程序时,应该通过参阅制造商的指导方针提前预测需要被替换的部件及更换的频率。因此,基于设施内装置的数量,提前几个月预定预防性维护所需的替换部件或整套维修零件(如电池、过滤器、阀门、管材、密封器等等),进而优化整体折扣,并可以把运输成本降到最低。最重要的是,需要替换部件时随时可取。这种做法将提高设备的可靠性和可用性,并可以提高执行维护的员工的生产力。

　　在许多国家,可能会存在的问题是成本的合理性及替换部件获得的及时性。然而,知道需要的部件以及相关的成本将有助于提前计划维护和通知管理。可能会使得资金被用于其他关键地方。如果仔细分析每个部件的质量和特性,可以选择使用通用部件代替制造商的原厂部件。在许多情况下,从专业医疗设备部件供应商(负责工程分析并保证他们出售的部件)处采购通用部件是一个合理的解决方案,但是必须事先仔细考虑相关的风险(如制造商担保的缺失、设备或部件规范不一致导致设备故障等)。

　　(5)操作和服务手册

　　理想情况下,对医疗设备的每个型号,维护管理都应有一个操作(用户)手册和一个服务手册。操作手册不仅对设备用户有用且对设备的技术人员同样有用,他们需要详细了解设备如何被应用于临床实践。服务手册对检测、预防性维护、维修和校准而言是必不可少的。

　　然而,操作手册和服务手册较难获得,或者并不是以设备技术人员熟悉的语言所写。因此,临床工程部门有必要采取措施方便设备技术人员使用这样的手册。对于现存的设备,手册可以从其他当地医院借用或在线获得。如果可能,临床工程部门的管理者应该访问互联网以达到该目的,也可以在更广泛的卫生技术管理网络服务中找到手册或建议,如 Infratech mailing list[1]。

　　对于新设备,最好要求购买协议中包含操作手册和服务手册。所有销售

1　如何加入 Infratech listserv 的说明在 http://infratechonline.net/?page_id=38 可以找到

设备的供应商都必须提供详细的 IPM 流程供购买其设备的人使用。这些流程通常要求编写清晰,并在许多情况下给出执行完整和合适的 IPM 的例子。然而,除非设备购买者要求他们这样做,不然制造商可能不会提供具体的 IPM 程序、维护和服务手册、故障排除指南、部件列表和示意图。即使医院的员工没有计划对特定的设备进行维护,当未来有需求时,医院也可以把维护和服务手册提供给外部维护提供者或自己进行维修。

对于捐赠的设备,当手册没有被提供并且由于设备的年限和类型没法得知,员工的经验和技能将是主要的资源。然而,临床工程部门应该考虑编写自己维护备忘录并强调每一台捐赠设备都有操作和服务手册的重要性。发展中国家应与负责的捐助机构合作并坚持遵守适当的指导方针。请参阅本技术系列的《医疗器械捐赠》以获得更多信息。

在所有情况下,与供应商讨论手册是否可用是很重要的,并可能存在把手册语言转变为当地语言的额外成本。

4.3.3　人力资源

发展运行有效维护管理所需的人力资源是一个缓慢而稳定的过程。第一步是要确定一个设施(或一组设施)所需的工作人员的数量和类型。例如,一个小型医疗保健机构可能有一个工程师为相对简单的少量设备资产提供服务。另一方面,临床工程部门为大量的医疗机构服务,尤其是当这些机构包括更高层次的医院时,将有大量的技术人员和管理人员,包括具有多个层次的监管权利的特定技术专家。不过,总体而言,有两类临床工程人员:技术人员和管理人员。

(1)技术人员

技术人员的种类有工程师和技术员。一般情况下,生物医学或临床工程师接受过普通工程原理、物理和生物科学及其在医学技术应用的教育。同样,技术员接受过医疗设备维护的技术培训。生物医学或临床工程师在完成 4~5 年的学士学位攻读后进入岗位,而技术员经常在 2~3 年的专业培训并取得生物医学电子或生物医学设备技术的学历或证书后进入工作岗位。

同样,若某国家缺少专业的培训机构,工程师和技术员可以在相关领域进行培训(如电子工程或电气技术)并学习认证课程,接受培训或完成能够使他们在医疗设备领域工作的课程。因为医疗设备高度专业化,工程师或技术员必须有专业的培训。如果维护或维修不当,可能对人造成负面影响。虽然在就业市场上很容易招聘到这种类型的工程师或技术员,但需要对上述人员进行更多的监管和专业化培训,从而使他们有效地完成工作。经过经验的积累,技术人员可能成为合格的生物医学工程技术人员。然而,工程师想要成为合格的生物医学或临床工程师就必须接受相关的高等教育并获得学位。表2提供了技术人员类型和对应职责的分类。

表2 技术人员的分类和职责

人员	标题	职责
工程师	生物医学工程师或临床工程师	管理、专业维护、外部服务提供者的监管、需求评估、规划和用户培训
	其他相关领域的工程师(如电气工程师、机械工程师)	需要在医疗设备领域工作的培训和证书,主要集中于医疗设备的维护,有时集中于管理职位
技术员	生物医学工程技术人员	主要集中在专业医疗设备维修和维护
	其他相关领域的技术员(如电子或医疗技术员、多专长技术员)	不复杂设备的预防维护和维修。接受高风险医疗设备的专业培训是很重要的
专业服务提供者	专业工程师或技术人员	提供无法在房间完成的维护。他们是面向产品的并在某一领域专业化

许多国家缺乏合格的临床工程师和生物医学工程技术人员,但是可以通过发展基础教育和专业培训,为国家或地区培养合格的技术人员,从而解决该问题。建议将国家或地区内的高等教育包含在人力资源计划中,因为他们可以提供正式的学位课程并为技术人员提供持续教育。如在短期内需要从其他学科招募工程师和技术人员,如前所述,可以为他们提供医疗技术相关的培训[1]。

医疗机构的大小、医疗设备的数量和类型、当地技能水平和机构的财务能力是合理搭配工程师和技术人员结构的基础。几乎所有的维护管理都会发现有必要补充内部人员与外部服务提供者(供应商/制造商的服务代表或第

---

1 世界卫生组织(WHO)除了在尼泊尔和俄罗斯联邦开展了多次专题研讨会之外,还在非洲各国和波罗的海等国家开展了研讨会。由泛美卫生组织和美国临床工程协会(ACCE: www.accenet.org)合作开展的关于临床工程和卫生技术管理(HTM)已经遍及了拉丁美洲和加勒比海的各个国家。同样的,工程世界卫生(www.ewh.org)在哥斯达黎加和肯尼亚开展了技术培训项目。ORBIS 国际在孟加拉国、中国、埃塞尔比亚、印度、秘鲁和越南也开展了相似的项目。

三方的服务代表）。这样的提供者将完成内部员工不能完成的设备的 IPM 和 CM。此外，最先进医疗设备的维修工作应当由训练有素的个人或小组的技术专家专门负责。这些外部供应商应该在内部生物医学工程技术人员的监管下操作以达到服务管理、成本控制的目的，并有机会越来越熟悉其他设备。

可以让一些低层次的普通员工来进行较低技术含量的工作，但是大部分的维护人员需要进行专业培训，对测试设备的功能、医疗设备的电子校准和操作原则的概念有所了解，以便有效地完成这项工作。此外，对高层次技术人员的投入最终可能使临床工程部门获得最高水平的实验室设备、手术和成像设备，以提供医院内部服务。一般来说，更多的工作由内部技术人员完成，可以帮助医院控制医疗设备维护的总成本。受到良好培训合格的生物医学工程技术人员可以承担更多的责任，聘用这样的人员可以降低医院设备维护的成本。

在有大量资源可用于支持技术人员工作的地方，通常一个技术人员可以负责几百件医疗设备的维护工作。然而，在没有这样的资源支持的国家或地区，每个技术人员负责的设备数量会大大减少，特别是在实施卫生技术管理程序的初期阶段。随着持续的改进，个人的生产力会随之提高。然而，应该小心避免技术人员在新维护程序开始时就负担过重。

（2）管理人员

工程管理人员具有维护管理的领导权，与医院行政部门协同制定部门政策、提供预算建议、监督技术人员、安排培训、为部门活动设置优先级并管理整个流程。工程管理人员的背景可能需要包括技术学位（2 年）并拥有多年医疗设备服务经验，但更好的选择是具有 4 年的工程学位并熟悉医疗环境和医疗技术的人员。管理人员既要接受管理培训又要接受技术培训，他们可能是有管理和监督的额外培训经验的工程师或技术人员。临床工程部门所需的管理人员的数量取决于部门的规模和结构，并主要取决于每个监管者和管理者对维护管理的需求。

上述职位的示例工作描述见附录 G。

5 管理

一旦建立了医疗设备维护管理,就有必要以有效且经济的方式进行管理。管理流程通常有几个方面的内容,如图3所示。

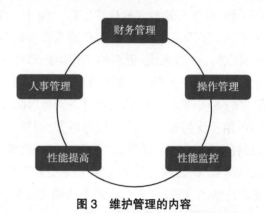

图3 维护管理的内容

5.1 财务管理

维护管理的财务管理主要集中在两个方面:监控成本和管理预算。

准确记录所有与维护相关的时间和费用信息。技术人员的工作记录包括了这些信息,然后将可用信息填报到维护管理信息系统。外部服务人员负责的工作,由医院技术人员的监管,同时将其合同成本和工作记录(或服务成本)进行记载,输入到维护管理信息系统。这样记载的结果是固定资产管理中的每一台医疗设备都有与维护相关的所有事件和费用的历史。这些信息可用于计算4.3.1节中描述的服务率成本。

管理维护预算与管理任何其他类型的预算不同,以医院自己制定的维护预算作为基准或目标来开展维护工作。维护的实际成本与预算非常容易造成不一致,在设备维护上的任何变化都会造成与预算数据之间的差异。由于CM成本的不可预测性,对于CM的成本预算更加复杂。大型医疗设备的突发故障和昂贵费用会导致预算差异较大。然而,仍然非常有必要对该类型的费用进行预算。这样随着时间的推移,CM 费用的平均水平仍保持在目标预算内。最好将 CM 的成本从 IPM 工作中分离出来建立一个独立账户,这样 IPM 能够做到精确的预算,也能得到更准确的维护费用计算。此外,重要的是在购置新设备或报废现有设备时要考虑调整维护预算,因为这会影响与 IPM 和 CM 相关的成本。

5.2 人事管理

人事管理的目的是为维护管理提供人力资源的支持,以实现管理的目标。工作分配应与技术人员的技能相匹配,以促进效率。通常,技术人员的工作是 IPM 和 CM 相结合。然而,某些特殊情况强调一种或其他类型的维护比较合理。5.3.3 节专门讨论了计划维护的各个方面。

人事管理的工作职责还包括对外包维护服务商的管理(见 5.2.1 节)。管理的重点是定期监控内部和外包技术人员的生产力。对于内部技术人员,工作量监控可确定这些技术员是否需要外援或专业培训。对于整个维护管理,工作量监控可确定提高管理成本效益。对于性能监控和改进的更多细节见5.4 节和 5.5 节。

人事管理的最重要的内容是保障技术人员获得足够的培训。为了确保技术人员能够正确维护和维修管理范围内的医疗设备,有必要对技术人员进行新设备的培训及现有设备的反复训练。5.2.2 节进一步详细讨论培训。

5.2.1 外部服务供应商

正如前面提到的,通常不是所有的维护都可以由医院内部技术人员完成。在这种情况下,可能有必要由外部服务供应商提供一部分的维护。

外部服务供应商通常有两类:设备制造商和第三方服务组织。许多设备制造商对其制造的设备提供定期或不定期的维护服务,一些还对其他制造商的设备提供维护服务。第三方服务组织在服务范围上有限制,有些擅长某一种特殊的医疗设备,有些可对各种类型的设备提供维护服务。

很多地区都有外部服务提供商,给临床工程部门主管提供各种选择。然而,有些地区外部服务提供商的数量较少。某些情况下,这些公司会意识到,为偏远地区设备量小的医院提供服务的成本可能不是非常经济。如果维护服务合同可以覆盖大量的设备,他们可能会扩大服务领域,这尤其适合于大型制造商制造的相同类型的产品。

表 3 列出了几种类型的服务协议。服务协议可以包括各级计划维护、临时维护或两种的组合。服务协议条款的灵活性对于临床工程部门主管是有价值的,但必须注意在进入正式协议之前充分理解这些术语。

表 3 服务协议类型

类型	描述	价格(费用)
整体服务(保修)	通常是有效快速响应	固定的
定期维护和配件服务	依据需求改变响应时间	按小时收费,以及配件成本
医院内部维护与外部服务供应商共同配合	内部员工做初步响应和修复,外部人员在需要时进行跟踪	

服务协议签订后,有必要监控服务提供者提供的服务水平,确保满足协议中规定的相关条款,以及医疗组织应受到所需的服务。所有的维护工作和相关成本也应有所记录(如在 CMMS 中)并定期审查。

5.2.2 培训

为了患者和临床使用人员的安全,对于临床使用人员和技术人员的适当培训至关重要。技术主管和临床工程部门主管具有双重责任,他们要确保技术人员及临床使用人员了解、熟悉和掌握他们各自的责任。培训和学习不是一次性的活动,而是一个持续的过程。要使员工能够认识到学习的重要性并提高他们工作的可靠性和未来解决问题的成功率。本节描述了技术人员的培训,5.3.9 节简要讨论了临床用户培训。

医疗机构内部提供的技术人员培训可以有以下几种:

(1)自学

①阅读设备维护服务和培训手册;

②使用制造商提供的额外的自学材料;

③使用第三方提供的材料。

(2)内部组织比较有经验的人提供一对一的培训。例如,临床医生教生物医学工程技术人员如何操作设备,或者对设备熟悉的技术人员指导其他人维护和操作。

(3)技术人员参加护士或其他临床使用人员的培训,了解设备的操作。

（4）临床工程部门引进专业的外部培训师对员工进行设备特殊故障的维护培训。

（5）临床工程部门引进一个制造商培训师，培训医学工程技术人员相关维护和操作，或者由外部组织进行培训。

（6）第三方培训项目，旨在解释特定技术的几种型号。

（7）制造商专门为生物医学工程技术人员设计的培训课程。

上面给出了一系列的培训方式，费用从便宜到昂贵不等。根据医院资源、当地信息资源可用性和与其他有技术人员培训的医院的协调能力，医院可选择最适合他们资源的方法。需要注意的是高端设备最有效的培训方法可能花费较高。

在医院设备中最复杂的设备由基于计算机的多组子系统组成。设备大部分的性能检验和验证由设备自带的检测软件系统执行。制造商或供应商需要提供计算机访问代码和设备维护培训。如果医院已经培养了具备医疗设备维护技术能力的员工，那么可以考虑投入一定的资金选择供应商提供的培训服务，因为内部技术人员可省去雇用外部供应商的相关费用，来承担医院的维护工作。

5.3 实施管理

5.3.1 设计和改变 IPM 程序

为了 IPM 正常进行，给每类设备及其功能设计或制定 IPM 流程，可以保证设备得到足够的测试和维护。设计或编写的过程通常必须在熟练掌握技术和设备相关内容的基础上。

在为旧设备或新设备开发新程序时，最好采取最保守的方法，即以制造商的 IPM 维护手册中的程序作为基准。设备所有者应争取从制造商获取 IPM 程序。

IPM 程序应该具备以下特点：
①设计良好且容易理解；
②明确解释过程中的每一步；
③需说明哪些测试设备是必需的；
④说明测量生物医学设备技术参数的上下限及允差范围；
⑤明确展示如何替换零件；

⑥解释特殊步骤,如检测、更换配件等所需频率;

⑦提供 IPM 过程中推荐的模式,如定期监测、定期检测或定期更换等;

⑧提供该地区／国家的主要语言。如果不能提供,部门将不得不考虑对于他们而言这是否是最好的产品,或者他们是否能够自己翻译手册。

直到设备所有者具备相关设备经验以后才可以调整 IPM 程序。此外,也可根据生物医学工程技术人员和／或拥有相同设备的其他组织或行业推荐,调整和改变 IPM 程序。如果改变了程序,应详细记录与制造商建议的 IPM 程序不同的理由和原因,以备未来参考。决定做类似改变后应进行定期检测(如每年 1 次),确保导致变化保持持续的效果。

在多数情况下,对于每个不同类型的设备,需要独特的检测步骤。附录 B 提供了一个程序模板和一些通用程序样本。然而,在某些情况下,可以使用所有制造商和型号的通用程序(如检眼镜、光纤光源、显微镜)。虽然,使用可用的通用程序非常方便,但必须在充分理解的基础上完成,因为有一些程序只是提供了检测中最基本的步骤。

5.3.2　设定 IPM 频率

IPM 的频率由设备制造商在维护手册中指定。在足够熟悉设备或资源受限的情况下,临床工程部门主管可能希望对需要检测的设备的维护频率和需要置换的零件进行调整。在改变医疗设备的检测频率之前,主管应考虑监管环境、物理环境、用户培训水平、设备可靠性、使用频率、设备正常使用中的磨损、技术人员的数量和类型。多学科安全委员会(如果可用)或医院管理部门可以根据上述信息,做出最后的决定。当临床工程部门不熟悉设备时,最好遵循制造商关于 IPM 频率的建议。在确定频率低于制造商的规定时,应该注意设备的维护记录。

5.3.3　定期维护

有效使用医院内部技术人员进行定期维护将减少设备停机时间并使费用最小化。对特定医疗设备应选择最合适的定期维护方法。对于检测,一种方法是对临床部门的所有设备同时进行检测。另一种方法是定期检测给定类型的设备(如除颤器)。对于预防性维护,可根据制造商的建议安排日程表(如每 3 个月 1 次等)。另外,还可以根据使用时间安排(如呼吸机)。在这种情况下,有必要采取一种方法能够使临床工程部门得知设备的使用时间,见5.3.8 节中有效交流方法的描述。由于 CM 是计划外的,可根据需求增加或减少。因此有必要先制定一个优先级计划,使 CM 资源用于最关键的需求(见 5.3.4 节关于优先次序的更多信息)。

对于 IPM,最好的方法是依据历年的工作量将工作安排和员工能力相匹配。但是,在节假日期间,部门人员工作时间较少,可以考虑将 IPM 检测的时间进行调整,将 IPM 工作量降低。定期测量 IPM 的工作量有助于识别需要调整的地方。附录 C 解释了如何计算 IPM 工作量和相关工作人员时间,这样可以尽可能匹配。

计划工作可以由管理人员手工制定或由 CMMS 自动指定,通过维护管理建立起相应的规则,通过建立维护系统提高维护效率,IPM 技术人员可专注于目前的工作而不被中断。这就需要足够的人员处理与 IPM 工作无关的维修或服务指令。

5.3.4　工作优先次序

很少能将医院设备工作量和可用人员进行精确匹配,所以应进行工作的优先次序安排。需要仔细辨别医疗机构中的医疗设备,建立 "优先级分层过程"。对于医院来说,最重要的工作是质量检测和维护,最重要的设备是关键的、高风险的生命支持设备。优先级高的最先处理,以便更好利用有限资源。当技术人员增加并完成相应的技能培训时,下一级设备可添加到计划中。以这种方式管理程序使医学工程主管能更好地控制工作和结果。以下是优化后维护的例子。

（1）基于风险的优先级

区分医疗设备 IPM 优先级的一种方式,是根据患者受到伤害的可能性作为设备 IPM 的优先级的考虑因素。利用风险优先级对设备进行分类,确定哪些设备是低风险的,没有必要维护的,这需要一套系统的方法。过去的 20 年,评审医疗机构的联合委员会已经开发了一种区分医疗设备 IPM 优先级的基于风险的方法[3]。附录 A.1 是实现这种基于风险的技术的例子。

（2）基于任务的优先级[4]

这种方法基于下面这个问题:哪些设备在为大多数患者提供诊疗服务中是最重要的? 例如,如果医院更关注艾滋病毒携带者、孕妇及孩子,则用于这些人群护理的设备的优先级最高。若基于任务的最高优先级设备维护工作完成后,则第二优先级的设备应当是基于风险的最高优先级(如前一节中描述的方法)。

（3）基于维护的优先级[5]

这种方法是分析找出以下设备并增加其优先级:如果其功能不正常时对患者有重大潜在危害的,以及由于没有受到足够的 IPM 而使功能存在重大潜在隐患的设备。若开展的 IPM 并没有对设备产生任何益处,则不予考虑基于维护的优先级。

（4）基于资源的优先级

这种方法是要考虑并结合医院技术人员所具备的知识、地区的特点，以及特定设备所具有的特殊资源。综合以上各项，为了做好优先级分配，可以使用前面三种优先级模型中的任意一种。这样，高风险的设备、对于医院工作至关重要或需要重点维护的设备将优先维护，其他具有较低优先级的设备则在资源允许的情况下进行维护。

除了这些方法，可以优先考虑为医疗机构产生收益的设备进行 IPM 和 CM。不能正常运行的设备会给医院带来更高成本（如需要临时租赁更换故障设备的成本）。

5.3.5　保持记录

每台设备的记录应包括固定资产数据，如设备简介、制造商、型号、出厂编号、使用单位及位置（更多细节见本技术系列丛书中的《医疗设备资产信息管理概论》的介绍），此外设备定期或不定期维护服务的时间和费用数据也非常有用。这些数据通常记录在工单或服务单上，可为设备的维护任务提供文档。因此，固定资产信息数据库将包含资产中所有设备的整体技术和财务记录。附录 A.4 提供了一个示例，展示如何管理维护工作服务系统，附录 D.3 是一个实际工作服务的示例。

从监管的角度来看，没有记录的工作被认为是未执行的工作。此外，当设备发生问题时，查看以前的工作和检测结果会很有帮助。因此，在设备的使用寿命范围内对所有服务事件做详细记录是非常有帮助的。理想状态下，可以将其保存在 CMMS 中进行电子检索，即使只有一份文档格式的信息，也是有用的。

维护管理尽量能够准确记录所有设备维护的清单，并精确计算完成具体工作的费用。最好能够使用 CMMS 系统记录并打印每个计划维护活动的适当流程，保持良好的注释和 IPM 结果的编码记录（用于质量控制和生产力分析）。设备管理和跟踪的另一个重要方面是准确记录设备的位置，能够在维护过程中快速定位设备。如果记录信息准确，在查找那些接受完服务、处理、入库或转移到另一个部门的设备时会节省很多时间。保持数据库信息更新是长期的任务，为了争取良好的程序管理，这是非常值得努力的。

5.3.6　维护管理信息系统

对于大多数现代医疗设备，大量的医疗设备及大量的服务促使记录和管理这些信息只能由计算机系统完成。维护管理信息系统（CMMS）是可以在单机上运转的软件工具，对医疗设备维护管理非常有用。

为了有效管理和运行维护程序，CMMS 可以提供以下功能：

（1）保证每台设备都在固定资产信息系统中，可以简单添加或更改设备信息。

（2）跟踪过去的服务记录（如 IPM、CM、设备召回、软件升级等），以及在必要时检索或打印这些记录。

（3）存储 IPM 程序及相关信息。

（4）安排 IPM 程序，改变 IPM 程序的计划，并打印计划的汇总列表。

（5）打印单独的具有适当的 IPM 表单，维护历史事件及数据（供参考），以及 IPM 完成的预期日期／时间。

（6）记录和存储 IPM 执行过程和结果——包括完成的或失败的任务，采用的测量方法，以及测量值和允差范围。

（7）记录 CM 活动，包括设备的故障原因、维修所需时间、维修过程描述和零件使用清单。

（8）形成综合报告：

①IPM 完成率；

②IPM 失败时，设备需要转向的维修情况；

③IPM 时间与预期完成时间；

④设备位置、使用科室或设备类型的固定资产信息清单；

⑤在一定时间内完成的维护统计；

⑥在某时间段内维护设备所用配件的清单。

在缺少医院医务人员的地区，尤其是在缺少训练有素的技术人员的地区或医院，实施 CMMS 可能作为双重记录的开始。最初的固定资产信息可能是在计算机上，也可能是纸版，所以有备份选择，工作人员可以根据需要使用某种可用的记录。积极开发固定资产信息也可以在医院新购设备培训期间起作用。一旦建立了初期资产信息，工作人员则更依赖于计算机固定资产信息系统，文本记录可能被淘汰。

在准备开发维护管理信息系统时，本技术系列丛书中的《维护管理信息系统》是很好的资源，它提供有效 CMMS 关键因素的细节。在不需要 CMMS 的地区（如健康中心、小医院），本技术系列丛书中的《医疗设备资产信息管理概论》可以作为追踪现有资产和基于纸质设备维护信息的入门指南。

5.3.7　标签

为每台设备设定唯一编码的标签是一个好的管理方法。在设备报修过程中,临床用户可将该编码报告给医疗设备维护部门,不会混淆设备。

在 IPM 程序中,标签可显示完成工作的日期和被执行的合适流程,基于以下两个原因:

①与临床医生和其他用户沟通最近检测或维护过哪些设备;

②帮助技术人员识别哪些设备的 IPM 已经完成,哪些仍需要 IPM。

在检测设备并输出结果后,检测结果被记录在检测表格中,但是同时有很多医院选择将结果记录在标签上,然后将标签黏贴在设备上,以供将来参考。请参阅附录 D.2 和附录 E 中检测表格和标签的例子。

一些医院使用彩色便签贴纸区分设备检测时间(如黄色代表今年,蓝色代表去年,粉色代表前年等),这便于确定下一步需要检测哪些设备。

5.3.8　沟通

需提醒技术人员注意的是,维护管理的最终目标是改善患者服务,所以在维护过程中必须与临床使用人员建立良好的工作关系,并且理解他们的需求。临床使用人员能够从临床工程部门知道预期结果,反之亦然。对临床使用人员的尊重有助于完成维护,其结果有助于临床使用人员对临床工程部门工作和职责的欣赏和认可。此外,在医院设置有效的交流和通信系统,将确保临床使用人员的维护需求及时传递给技术人员,并得到及时响应。许多维护项目有助于技术人员定期与临床使用人员接触,可亲自询问他们目前在用设备的相关问题。通过这种方式,技术人员可以与临床团队融为一体。

最终,与临床使用人员有效的沟通可使:

①临床使用人员理解设备检测和维护的原因,以及这些工作的必要性和益处;

②临床工程部门能及时了解设备运行使用时间,以确定 PM 的频率;

③临床使用人员注意医疗设备发生的变化或提供设备问题,监测到问题时及时联系临床工程部门;

④临床使用人员能够定位所有必要的设备,并告知技术人员其位置;

⑤为临床使用人员反馈固定资产信息的设备检测结果;

⑥各部门花费最少的时间;

⑦改善与临床部门的工作关系。

提前几周为临床使用人员提供 IPM 计划的列表、历史 IPM 结果、一系列解决的或有待解决的问题,将是良好的沟通方式。

5.3.9　管理使用和使用者错误

临床医生的工作,包括卫生技术的使用,可被视为旨在实现特定临床目标的一系列活动:诊断、治疗、监测或生命支持。然而,由于"使用错误",用户可能达不到这样的目标。所谓"使用错误",是与医疗设备使用相关的问题。这不同于"用户错误","用户错误"代表使用设备的用户造成的问题。"使用错误"的调查需考虑可能阻止完成临床目标的用户、患者、设备、环境和其他系统因素。"用户错误"的根本原因通常更容易识别。然而,在这两种情况下,临床工程师和生物医学工程技术人员可以协助解决这些问题。他们负责为临床提供足够的培训(如果需要则进行再培训),培训设备的操作,与使用者一起判断导致使用错误的因素。

经验丰富的临床使用人员能意识到在设备进行预防性维护时,需要完成哪些性能或安全检测,需要如何调整设备的模式进行测试。因此,临床使用人员保存在他们的设备上的设置可能会改变,在给患者使用前他们需要再次检查设置和进行调整。

此外,如果由临床使用人员提供基本的设备日常维护,临床工程部门负责提供技术培训。临床使用人员爱护设备,做好良好操作和日常基本维护,可降低临床工程部门工作量并提高设备的寿命。

5.3.10　调配

调配是一个有效的维护管理的重要组成部分。如果设备需要广泛调配或很难调配到设备,将对医疗工作任务、生产力标准、交通费用和其他差旅费用等有很大影响。例如,在偏远地区,可能需要一天或者更多时间前往当地医疗机构。因此,在计划维护活动时要考虑行程时间。然而,在运输工具、设备和技术很稀缺的地区,帮助和支持用户维护是合情合理的。

5.4　性能监控

有效的维护管理最重要的是测试性能。大多数性能测量没有可以对比的标准或基础。在这种情况下,主管应该定期监控各项性能指标,研究任何明显趋势,并寻找改进的机会。同样重要的是,要经常与有类似项目管理经验的同事沟通。通过比较性能数据,管理人员可以确定并有效利用改进策略。拥有财务资源的机构可以考虑利用一个基准测试服务,支持详细的性能监控。[1]

下面详细描述了几个重要的性能指标,但需要注意,如果没有 CMMS,计算这些指标非常困难。重要的是要定期监控一些性能,以确定改进的机会。

5.4.1　IPM 的完成率

IPM 完成率是指已执行的 IPM 流程与计划之间的比例。可以在某段任务期结束时测量(如月、双月或季度)。90% 以上的完成率属于较好结果。这种测试也可以计算评估每个优先级别的完成率。优先级最高的设备应该具有最高的完成率(如超过 95%),而低优先级可有较低的目标。这些指标用于衡量IPM 员工的生产力和效率、技术人员的能力,以及人力资源水平。每个技术人员的 IPM 完成率必须考虑完成 IPM 程序的预期时间,因此技术人员不会超负荷或欠负荷工作。

5.4.2　设备定位率

设备定位率是指在检测期间可以定位到的设备与检测清单上设备之间的比例。这个指标主要用于测量 CMMS 系统资产数据库的准确度。它还是保证固定资产信息准确性及临床使用人员和医学工程部门之间沟通的有效性的指标,尤其是当设备移动、租借或者放入库存时。

5.4.3　IPM 收益

IPM 收益即在执行 IPM 程序时发现影响设备操作或安全的问题的比例(注:不包括不影响功能或安全的外观问题)。这个指标用于测量医疗设备的广义可靠性。设备的某个型号可以用于与另一种型号对比分析可靠性。此外,这还是日常维护管理有效性的测量方法;如果设备维护良好,那该比例将降低。或者,如果在检测时发现问题,这些问题是临床使用人员本应该发现的,百分比则比预期的要高。因此,IPM 收益也可以反映临床使用人员是否及时上报了他们发现设备的问题。

1　美国医疗器械促进协会(AAMI)提供了 AAMI 的基准测试解决方案,这是一个给临床工程师的在线自我评估工具(www.aami.org/abs)。它可以支持性能监视,最佳实践评估和性能改进。ECRI 学会(www.ecri.org)提供了生物医学的基准准则,该准则为卫生技术管理提供多种有价值的工具,其中包括了医学设备维护活动的基准准则能力的细节。

5.4.4　IPM 生产率

IPM 员工的生产力和效率是重要的管理测量方法。通过修改部门政策、培训水平、测试设备，维护模式或流程，可以实现个人或群体生产力的提高。然而，只有在有针对性的测量活动中，IPM 员工的生产力和效率是可以直观测量的。目前在用的最重要的 IPM 生产率测量方法是 IPM 生产率。

IPM 生产率是一个表达式，该表达式为个人完成一个简单计划 IPM 程序的实际时间除以 IPM 程序预计所需的时间。实际时间不包括准备或计划的时间，仅为技术人员对每台设备执行程序的时间。来自各种检测的结果可以用于测量每日、每周或每月的生产力水平。所有技术人员的工作量可以添加到计算整个维护管理结果。预期 IPM 完成时间最初从外部资源获得，如制造商的维护手册。最终，经过数年的经验和收集准确数据，可以利用过去的经验指导预测完成时间。

5.4.5　CM 性能评估

除了已提到的测量方法外，对于监控 CM 性能可以有某些特别的测量方法。例如：

①故障发生平均时间，即故障之间间隔的平均时间。

②重复故障，即某特定时间段内故障的次数。

③响应时间，即服务需求和开始维修之间的时间。

④修复时间，即开始维修到结束维修之间的时间。

⑤停机时间，即设备故障时间的百分比。

⑥拖欠工作指令，30 天内没有完成工作指令。

5.5　性能提高

性能提高适用于维护管理的各个方面，最终目标是改善患者护理。性能提高过程有以下几步：

（1）确定性能改进。这是根据上面提到的详细周全的性能监控结果确定的。

（2）确定最佳方法。可从临床工程文献中找到或者通过同行的合作达到。这是同行业内公认的用于提高性能的方法。

（3）提高性能。性能提高项目应基于最佳方法。性能提高的方面应严密监控直到达到性能的预期水平。

应系统测量维护性能的具体变化来确定改变是否提高了维护性能和质量。可以通过：①在几个测量周期内仔细测量性能和质量指标（月或季度）；②改进模式；③继续测量性能和质量。如果新程序能有效提高性能，则认为改变是有效的。如果指标没有改善，则重新做最初的性能分析，做出相应调整，重复这个过程。这种管理程序性能提高的系统的方法在数年内都会有积极的影响。

另外，技术人员工作的系统改进后，可以测量维护性能和质量的提高程度（如安装一个远程工作室、购买自动化测试设备、升级 CMMS 系统等），这些管理工具的花费是正当的，员工能够接受这些变化，并可以继续进一步系统优化。

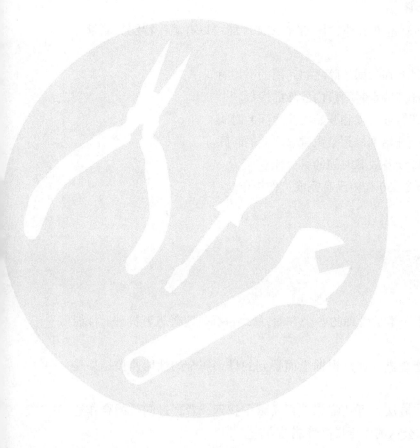

6 实施

6.1 检测和预防性维护

6.1.1 IPM 程序

使用正确、适当的方法设备进行维护管理,可以对设备的可靠性和适当运行产生影响。如 5.3.1 节中讨论的内容,用于执行 IPM 活动的流程和程序需要事先定义,然后执行检测或维护工作,仔细审查每一个类型的设备。

大多数的 IPM 流程由临床工程部门的技术人员完成。然而,在某些情况下,常规的容易执行的任务可由临床使用人员完成。为技术人员节省更多时间去解决更复杂的和关键的问题,同时也给临床使用人员一种责任感。临床使用人员执行的检测的类型可能是每次使用前的检查或日常检查。例如,便携式血糖监测仪的日常校准、除颤器的日常检查或实验室设备的质控校正。临床工程部门负责培训临床使用人员,让临床使用人员完成这些检查。关于用户交互的进一步信息请参阅 5.3.9 节。

附录 A.3 是一个检测和预防性维护管理的示例。

6.1.2 问题识别

当 IPM 识别出问题时,被测设备可以放置一旁供后续维修,继续按计划进行 IPM 工作,或者作为 IPM 过程的一部分完成维修。如果 IPM 或相关维修没有在预定时间内完成,应保留该工作状态,督促员工尽快检测或维修设备。在 IPM 前期没有检测的高优先级的设备应该首先定位并实施检测。附录 A.5 是预防性维护期间发现的纠正措施。

6.2 纠正维护

6.2.1 检修和维修

当设备临床用户报告设备问题时,需要确定设备是否发生故障。正如前面提到的,可能发生在临床工程部门的技术人员没有按照预期执行的 IPM 期间。

为了尽快恢复设备状态,需要有效的故障诊断,验证故障并确定其原因。在某些情况下,技术人员会判断设备本身故障,且可以进行修理。技术人员确定哪些步骤是必要的,可以来纠正问题并恢复设备的完整功能。技术人员启动纠正性维护(即维修),并在必要的时候利用内部专业知识或外部服务供应商执行维修程序。这种纠正性维护可以以各种级别完成:

①组件级别。组件级别的检修和维修是将故障隔离成一个单独、可替换的部件。对于电气设备、机械设备、电子设备的精细组件(如电路中的电阻、电容或保险丝),这通常是最有效的修复方法。然而,对于电子设备,组件级别的维修耗时且困难。现代电子电路板(特别是数字电路板)在组件级别往往无法修复。在这些情况下,需要考虑板卡级别甚至是系统级别的维修。

②板卡级别。对于电子设备,常常将故障隔离确定到某块电路板,置换整个电路板,而不是某个电子元件。

③设备或系统级别。在某些情况下,板卡级别检修和维修很难或非常耗时。在这种情况下,置换整个设备或子系统可能更具成本效益。

对于不同的情况选择一种合适的维修级别非常重要。这关系到财力、物力和人力资源的实效性,以及修复特定请求的紧迫性。对于高优先级的情况,设备或系统级别维修可能是首选。当时间允许时,板卡或者组件级别维修也是可行的。如果提议使用组件级别维修,可能需要置换组件。对于这种方法,有几个选项可供选择。可以用制造商的专门部件进行更换,这些部件具有相同或更高标准的通用部件(如保险丝),或者从失去功能或报废的设备回收(只有在全面风险评估和临床工程主管许可的情况下)。

在某些情况下,技术人员需遵循由制造商规定的设计规范,进行设备维护。在这种情况下,有必要与设备临床使用人员沟通检测工作环境,确定设备为什么没有按照预期运行。进一步信息请参阅 5.3.8 节关于管理用户错误和 6.2.2 节关于影响设备故障的因素方面的内容。

6.2.2 影响设备故障的因素

当调查一个无法解释的故障时,应适当考虑环境因素。例如,需要电力的医疗设备可能受电力故障的影响。理想情况下,电源的电压稳定(适当值),没有瞬态失真,如电涌、电压骤升或骤降;电力稳定,只有少量的功率耗损。然而,在许多发展中国家,这种理想情况并不存在。技术人员应该与医疗机构中负责电力系统的人员合作,尽快有效解决系统功能有效性,可能包括购买稳压器,安装不间断电源(UPS),使用电涌保护器,避免使用延长线 / 接线板。此外,技术人员应与电力设备人员合作,确保备用发电系统可用,并可以在 10 秒内切换到备用系统。另一种替代方法是采用和购置电池作为应急供电设备。当考虑购置新设备时,对于技术人员同样重要的是确保电力系统有效性。如果不能保证,有必要选择不太复杂和更耐用的设备。

同样,技术人员应该注意医疗设备与其他公用系统之间的相互影响(如医疗气体和真空系统,温度控制和通风系统,供水系统,信息技术和通信基础设施等)。其次,他们应与医院中其他技术人员合作完善医院基础公用系统,以支持医疗设备[1]。

特殊的物理环境,如高温和高湿,都会对设计为室温环境使用的设备造成影响。维护管理在特定的国家或地区需要根据当地的因素进行调整。

设备使用寿命和使用条件也可能与医疗设备故障有关。随着时间的推移,医院的基础公用系统将退化,可能慢慢变得过载和 / 或过时。长时间使用后,需要对公用系统旧设施进行修理。然而新设施可能不符合所有适用标准,因此有必要经常测试医院的公用基础设施,而不是假定其运行适当。

6.2.3　检测和恢复服务

修复完成后,必须进行性能和安全检测,在某些情况下可能需要校准。这些活动将测量设备性能,并允许任何必要的调整,以恢复设备的完整功能。这些工作完成后,设备便可以恢复用于患者诊疗服务。

6.3　报告

对于 IPM 活动,技术人员通常遵循一个详细的清单来记录结果。此清单同时也提醒技术员 IPM 的每一步过程,有助于避免跳过或忽略某些步骤。记录测量方法并记录最终结果(如"通过 / 失败"或数值)有助于执行下一步维护工作,包括维修。在维护过程中,可参考最近几个 IPM 的结果作为决策依据。例如,对于具有治疗能量输出的设备,在下一个检测表中参考最近几次检测中的能量读数,能够帮助识别潜在问题,因为设备能量水平可能随时间产生漂移。此外,知道上一次更换的日常维护零件的时间有助于确认是否需要再

1　对于临床工程师或生物医学工程技术人员来说,有必要了解公用系统和机构的基础设施。《生物医学工程学杂志(哥伦比亚)》的问题 4 中列出了一篇关于这些话题综述文章(http://revistabme.eia.edu.co/numeros/4/index.html)。

次置换零件,且有助于解释在当前检测状况下零件的状态。

对于 CM,技术员记录维修过程和所采取的措施,包括这些措施花费的时间和成本。

6.4 安全性

为了成功有效执行维护管理,需要考虑各种安全问题,如在进行维护时技术人员的安全,维护后临床使用人员的安全,以及一般的感染控制。

设备维护人员的安全至关重要。因此,需要有"锁定/标记措施"来保护人员免受设备意外激活和能量释放。这一措施确保在电器设备上工作时切断电源。可能会应用一个或多个物理锁保持电源断开("锁定"),保证在修复完成之前不会意外重新连接。如果不能物理锁定电源,应张贴突出标志("标记")。

此外,在执行维护工作之前,工作人员应该意识到可能发生特殊危险的医疗技术,如化疗药物和其他来源的化学危害,辐射发光设备和放射性药物的辐射,磁共振成像(MRI)带来的磁场危害,压缩气体钢瓶带来的危害等。培训个人防护装备(PPE)和技术对于技术人员在危险环境中安全地工作至关重要。临床工程部门最好在有危险的维护时有现成的 PPE。

维护后,特别是在维护过程中对设备安全性能造成影响时,技术人员应确认设备机械和电力使用的安全性。尤其注意电力安全,如安全接地电阻和漏电流,以确保它们在适用范围内。(在缺乏电气安全测试设备的情况下,技术人员必须在修复技术上更用心,并进行简单的电气测试,以验证设备完整性。)建议给临床使用人员一个被检设备的标记,在进行设备 IPM 和 CM 时,应将该标记置于设备的明显位置,在维护完成前,在临床使用人员检测确认前,均不能投入使用。

最后,在临床工作时,技术人员应注意他们可能会遇到的感染控制风险(如肺结核病患者可通过空气传染),如果有任何疑问,应咨询该区域医务人员。特别是如果在疑似污染的医疗设备上工作时,他们应该请求临床使用人员帮助清洁设备,这些临床使用人员应具有鉴别和处理潜在污染物和危害的相关知识。此外,技术人员应该意识到他们的工作可能会对患者具有感染危害。例如,具有免疫系统疾病的患者(某些器官移植患者、艾滋病患者或其他患者)或其他容易感染的患者(如早产儿)很容易受到霉菌和真菌的影响,在此类临床环境中应避免进行设备维护。再次强调,有疑问时,设备维护人员应与临床使用人员沟通潜在的风险及管理这些风险的方法。附录 A.6 是感染控制的示例。

7 结束语

及时、经济合算的维护活动可以有效利用医疗技术资源,特别是当资源匮乏的时候。仔细检查各种财力、物力和人力资源,即使有一定的资源限制,也可以成功设计和执行满足特殊需求的方案。维护工作应成为医疗服务不可缺少的一部分,可以使用最少的资源来完成指定方案所列出的任务。只有通过这种方法,患者才可使用安全有效的医疗设备就诊,接受有效的治疗或康复。

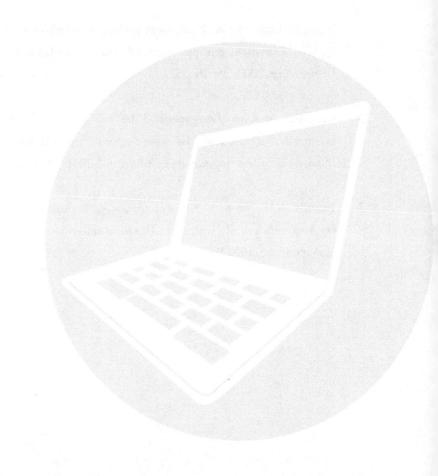

参考文献

1   Cohen T. AAMI's Benchmarking solution: analysis of cost of service ratio and other metrics. *Biomedical Instrumentation & Technology*, 2010, 4(4): 346–349.

2   Malkin R. *Medical instrumentation in the developing world*. Memphis, Engineering World Health, 2006.

3   *Accreditation manual for hospitals, volume I-Standards*. Oakbrook Terrace, Joint Commission on Accreditation of Healthcare Organizations, 2002.

4   Wang B, Levenson A. Equipment inclusion criteria-a new interpretation of JCAHO's medical equipment management standard. *Journal of Clinical Engineering*, 2000, 25: 26–35.

5   Ridgeway M. Classifying medical devices according to their maintenance sensitivity: a practical, risk-based approach to PM program management. *Biomedical Instrumentation and Technology*, 2001, 35(3): 167–176.

6   Fennigkoh, L, Smith B. *Clinical equipment management*. Joint Commission on Accreditation of Healthcare Organizations Plant Technology and Safety Management Series, 1989, 2: 3–12.

有用资源

美国医疗器械促进协会（www.aami.org）：

①AAMI 基准测量方案（www.aami.org/abs）

②电气安全手册（www.aami.org/publications/books/esm.html）

③维护管理信息系统（www.aami.org/publications/books/cmms.html）

④医疗设备管理手册（www.aami.org/publications/books/mem.html）

⑤医疗电气设备标准 60601-1（www.aami.org/publications/standards/60601.html）

ECRI 协会（www.ecri.org）：

①医疗设备系统（www.ecri.org/Products/Pages/Health_Devices_System.aspx）

②生物医学基准（www.ecri.org/Products/Pages/BiomedicalBenchmark.aspx）

联合委员会 / 国际联合委员会：

①认证标准，美国（www.jointcommission.org）

②认证标准，国际（www.jointcommissioninternational.org）

美国国家防火协会（www.nfpa.org）：

①医疗设施标准（NFPA99）

②国家电气规范（NFPA70）

其他网络资源：

①24×7（www.24x7mag.com）

②美国临床工程学会（www.accenet.org）

③美国医院协会（www.aha.org）

④生物医学仪器和技术（www.aami.org/publications/BIT/）

⑤El 医院（www.elhospital.com）

⑥工程世界卫生（www.ewh.org）

⑦国际电工委员会（www.iec.ch）

⑧临床工程期刊（journals.lww.com/jcejournal）

网络论坛：

- Infratech（infratechonline.net）

- Biomedtalk（www.ecri.org/biomedtalk）

书籍和文章：

1　Dyro J. Clinical engineering handbook. Burlington, Elsevier Academic Press, 2004.

2　Atles LR. Practicum for biomedical engineering and technology management issues. Dubuque, Kendall-Hunt Publishing, 2008.

3　Temple-Bird C et al. How to organize the maintenance of your healthcare technology. 'How to Manage' series of health care technology guides no. 5. St Alban's, Ziken International(Health Partners International), 2005.

4　Geisler E, Heller O. Managing technology in healthcare. Management of Medical Technology Series. Boston, Kluwer Academic Publishers, 1996.

5　Health technologies: the backbone of health services. Geneva, World Health Organization, 2003.

6　Bryce CL, Cline KE. The supply and use of selected medical technologies. Health Affairs. 1998, 17(1): 213–224.

7　Jonsson E et al. Executive summary of ECHTA/ECAHI project. The European Collaboration for Health Technology Assessment and Health Interventions, 2001.

8　Pammolli F et al. Medical devices competitiveness and impact on public health expenditure. Study prepared for the European Commission, 2005.

世界卫生组织医疗器械技术系列：

①医疗设备资产信息管理概论。日内瓦,世界卫生组织,2011。

②维护管理信息系统。日内瓦,世界卫生组织,2011。

③医疗器械捐赠：征集和供应的注意事项。日内瓦,世界卫生组织,2011。

附录 A
维护策略和程序示例

以下示例是为支持医院、医疗中心或其他医疗机构提供的医疗设备维护策略和程序。示例应根据给定机构、相关资源环境和当地环境的特定需求和情况进行修改。

A.1　基于风险的医疗设备管理方案

A.2　初始测试和评估

A.3　检测和预防性维护程序

A.4　维修维护工单系统

A.5　预防性维护期间的校准工作

A.6　感染控制

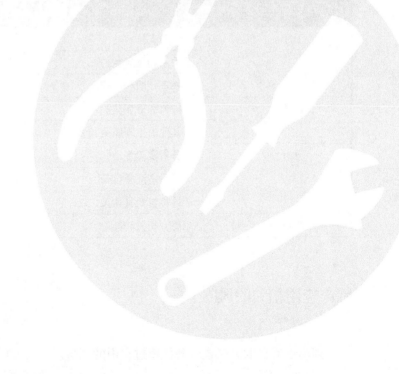

附录 A.1
基于风险的医疗设备管理方案

设备固有标准被用于评估医院或医疗系统的在用设备。以下给出了 Fennigkoh 和 Smith 模型（参见参考文献 6）的详细说明，它通过把设备功能、临床应用风险和维护需求进行分类，给每个设备类型分配数值。每个子组的数值相加并加上或减去基于设备故障历史的因素，即可得到设备管理（EM）值。

EM 值方程：

$$EM\# = 功能\# + 应用\# + 维护\# + 历史\#$$

设备功能

分析设备属于哪些领域，分类包括治疗、诊断、分析和杂项设备。

分类	功能描述	分数
治疗	生命支持	10
	手术和重症监护	9
	物理疗法和治疗	8
诊断	外科和重症监护	7
	其他的生理监测和诊断	6
分析	分析实验室	5
	实验室配套设备	4
	计算机及其相关	3
杂项	患者相关和其他	2

临床应用相关的风险

列出了潜在的患者或设备使用过程中的风险。

使用风险的描述	分数
潜在的患者死亡	5
潜在的患者或操作人员受伤	4
不恰当的治疗或误诊	3
设备损害	2
没有显著风险	1

维护需求

分析制造商描述或通过经验所需的维护的水平和频率。

维护需求	分数
广泛：所需常规校准和部件更换	5
高于平均	4
平均：性能验证和安全测试	3
低于平均	2
最小：视觉检查	1

设备事件历史

当评估设备类型时，有关服务历史的任何可用信息都可以被考虑用来确定 EM 值。

一般设备故障	因素
重要：每 6 个月有 1 次以上	+2
中等：每 6~9 个月 1 次	+1
平均：每 9~18 个月 1 次	0
最小：每 18~30 个月 1 次	−1
不重要：在过去 30 个月不到 1 次	−2

包含在方案中的设备

所有总 EM 值在 12 分或 12 分以上的设备将被包含在检测和预防性维护的方案和计划中。在验收测试期间,如果此类设备之前已被评估和分类,新设备也将被包含在同一方案中。如果此类设备之前未被评估过,则新的设备分类将被创建。它将根据概述过程被评估以产生一个 EM 值,如果合适,它将被包含在方案中。如果被包含,需将为新设备编写性能保证检测和预防性维护程序。

维护间隔

维护需求值也被用于确定每个设备类型的每次检测和维护过程之间的间隔。

①所有被归类为广泛的设备(特征值为 4 或 5)给出 6 个月的预防性维护间隔。

②具有平均或最小需求值的设备(特征值为 3、2 或 1)被规划每年进行预防性维护。

③具有 15 或 15 以上 EM 值的设备将最少每 6 个月进行 1 次检测。

④具有 19 或 20 的 EM 值的设备将 4 个月进行 1 次检测。

未包括在方案中的设备

如果与患者健康相关的设备 EM 值没有达到 12 分,不管是治疗设备,还是诊断、分析、监护等设备,都不列入维护方案,但设备仍需被包含在医院的医疗设备固定资产管理信息系统中,并且被包含在维修范畴内容。

设备分类的例子

设备描述	设备功能	临床应用风险	维护需求	事件历史	EM#	分类	检测频率
麻醉机	10	5	5	0	20	I	T
麻醉挥发罐（安氟醚/乙氟醚）	9	5	3	−2	15	I	S
关节镜手术设备	9	4	2	−2	13	I	A
吸乳器	3	4	3	−2	8	N	−
移动式负压吸引器	8	5	4	−1	16	I	S
血液加温仪	9	4	3	−1	15	I	S
骨锯	9	4	2	−2	3	I	A
血压测量模块	7	3	2	0	12	I	A
医学视频摄像头	6	3	3	0	12	I	A
石膏绷带切削器	2	4	3	−2	7	N	−
电动切石膏刀	2	2	3	−2	5	N	−
心输出量测试仪	7	3	2	0	12	I	A
微型计算机	3	3	1	−2	5	N	−
医用制冷器	9	4	3	−1	15	I	S
除颤器/监护仪	9	5	4	0	18	I	S
心电图仪	6	3	5	2	16	I	S
内窥镜系统	6	3	3	0	12	I	A
电刀	9	4	3	0	16	I	S
胎儿监护器	7	3	3	0	13	I	A
加热加湿器	8	3	3	1	15	I	S
热疗机	9	4	5	0	18	I	S
外科头灯	2	4	3	−1	8	N	−
光学纤维光源	7	3	3	−2	11	N	−
眼科裂缝灯显微镜	6	3	3	−2	10	N	−

分类
I= 包括
N= 没有包括

检测频率
A= 每年度   T= 每年 3 次
S= 半年度

附录 A.2
初始测试和评估

目的

确保所有的临床设备在首次使用前被检测。

策略

所有进入医院的临床设备在初次使用前被测试并被适当添加到固定资产管理信息中。这些测试、评估和资产信息应被记录。所有在临床工程部门负责下的临床设备都可以被这一策略所覆盖。不论所有权属于哪里,在被允许进入医院之前必须通过验收检测。设备所有权的种类举例如下:

①租赁设备
②医生私有设备
③捐赠/租借设备
④医院所有设备

程序

(1)医院所有设备:

1)当被通知医院收到新的临床设备时,临床工程部门将启动一个工单。

2)临床工程部门将确保新设备进行如下检测:

①清点设备正常使用所需的所有部件;

②如果适用,清点操作手册和技术服务手册、图表;

③检查设备可以正常使用,制造商的技术文档的性能规格应该都可以使用且功能正常;

④如果适用,检查临床报警功能确认正常;

⑤如果适用,检查电气安全要求符合要求;

⑥对设备进行识别,将设备列入资产管理系统,并确定其设备管理方案;

⑦检查设备的文件和标识,确保设备预期用途的安全性和适用性已被国家或国际公认的测试实验室验证。

3)如果设备通过了所有必需的检测,技术人员将在设备可见的位置贴附临床设备维护标签或其他识别的方法。

4)执行检测的临床工程技术人员负责初始检测文档的完成。如果技术人员确定设备初始培训是有益的,技术人员将推荐临床工程部门或医院的教育部门进行。要求制造商对相关操作进行示范培训,培训工作将由技术人员协助医院教育部门共同协调。

(2)用于示范或试验评估而引进的设备

医院需对所有患者、员工和受试者的安全负责。除非紧急决定,否则医院的租借设备与临床试验设备也应在使用前进行测试与评估。在这种情况下,使用人员应该在操作前确保设备具有安全的工作条件。如果设备在紧急使用之后留在医院,其必须由临床工程部门进行安全测试。

1)所有通过临床工程安全检测的电气设备都应在可见的位置贴附一个临床设备维护标签,或表明它已经被检测,并可在医院安全使用。(某些电池供电设备可以无需电气安全检测,也不必贴附标签。已经通过识别确定并不需要定期预防性维护的设备也会包含在维护方案汇总,应贴上"PM 免除"标签。)

2)任何临床工程安全检测失败的设备都将被返还到其来源地并列出未通过检测的原因。这样的设备/装置将被禁止在医疗机构中进行使用,直到被修好并通过安全检测。

(3)应用于临床实验室的设备

如由供应商提供设备来换购试剂或耗材,必须通过医院管理部门、临床实验室或病理部门管理者的批准并在应用之前进行安全测试。医院技术人员将不负责这种设备的维护。

附录 A.3
检测和预防性维护程序

需要维护的设备通常包括：生命支持设备、实验室设备、外科和重症监护设备、成像设备、若设备故障可能导致患者受伤或死亡的设备、按规则需要维护的设备、由外部供应商提供维护方案的设备、租赁设备和在保修期内的设备。

程序

1. 应该在维护计划日期前一个月对该维护设备进行确认，维护任务列表可以由维护管理信息系统（CMMS）自动生成。
2. 预防性维护所需的部件在这个时期进行订购并确保可得。
3. 检测和预防性维护（IPM）任务将被分配给特定的生物医学工程技术人员。
4. 工单将被生成并被分发到指定的技术人员。
5. 维护将依照既定的 IPM 程序完成。这些 IPM 程序将基于制造商的建议、行业建议和内部经验。
6. 执行 IPM 的技术人员将执行 IPM 过程、结果及其他观察到的重要内容记录在文档中。
7. 当 IPM 成功完成后，将在设备粘贴一个 IPM 标签或其他指示其维护状态的标识。
8. 当 IPM 和文档完成，工单将在记录和 / 或 CMMS 内被更新。
9. 如果预定工作无法完成（即所需部件、使用中的设备、设备无法定位），原因被记录在工单内。这项工作将稍后继续执行。
10. 当预定维护由外部供应商完成，医学工程部门将通知供应商并安排维护服务。当维护和文档完成后，工单随后在记录和 / 或 CMMS 中被更新。
11. 需要维护但仍在使用的生命支持设备只有从患者处移除后才可以进行维护。技术人员将与临床部门紧密合作尽快安排维护。
12. 安排 IPM 但找不到的设备，经过努力查找后仍未找到，且医学工程主

管 / 管理者已经核准了该设备通过这种方式被标注,才能认定为"无法定位"。

13. 如果设备连续两个维护周期未找到,可以将其从服务和记录中被删除,并 / 或在 CMMS 中删除并标注原因。

14. 为了确保 IPM 质量、技术人员能力和 IPM 的正确执行,程序和实施情况需要被临床工程管理部门评估。

15. 维护完成率、无法定位的设备列表、PM 收益率和其他与 IPM 质量或性能相关的数据将至少在每个季度被报告至相关的安全委员会或临床工程部门主管。

基于先前的 PM 工作量数据、相关安全信息和其他服务历史记录,预防性维护的间隔可以被延长或缩短,经过文件证明后被采用。

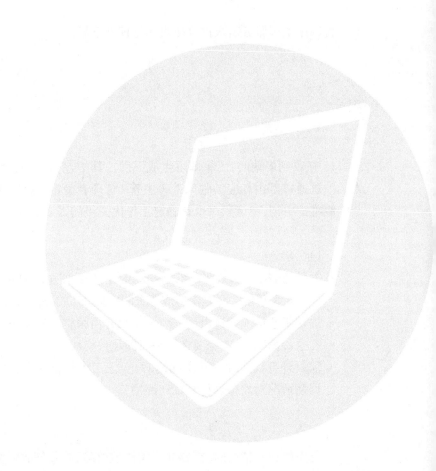

附录 A.4
维修维护工单系统

临床工程部门应当为所有要求临床设备维护的部门采用标准的工单系统。当包含在临床工程部门方案内的临床设备发生故障时,使用部门应该通过电话、在线/web 请求、跨部门邮件或将设备带去临床工程办公室等方式通知临床工程部门。

目的

为临床工程服务需求提供接收和处理的指导。

程序

1. 在收到申请时,工单即可生成下发。其中包括优先级制定和指定技术人员。这通常都由相应的临床工程主管/管理者确定。鼓励使用人员尽快提交维修维护申请,申请顺序也是确定工作优先级的因素。优先级分类如下:

i. 迫切紧急
- 这是急需或有关患者、受试者或员工的严重安全问题的情况。如不采取立即行动可能会对医院造成严重的后果和/或潜在的生命损失或残疾
- 迫切紧急请求通过电话或口头接收并由医院责任工程师来解决
- 在这种情况下,文档要在第一时间尽快完成
- 需要外部供应商来解决问题时,责任工程师将在设备投入服务前根据修复情况对设备进行测试和评估

ii. 紧急
- 当发生这一情况时,需要立即关注该故障,导致该故障发生的原因一般

是医疗操作和 / 或设备设施故障或不能正常运行

- 一旦下此工单,要尽快响应该请求,只有迫切紧急请求优先于这种工单

iii. 日常

- 日常是指需要维护,但是该情况并不危害医疗操作和 / 或设备设施的主要功能
- 日常工单可以通过医院 / 设施跨部门邮件系统发送
- 一旦收到或安排该工单,则会通知申请部门

iv. 延迟

基于工作量或优先级的选择,常规请求可能会被延迟。没有临床工程管理者的批准,工单不可以延迟超过 10 个工作日

2. 工单中应当包括设备、使用部门、问题描述、报修人员、技术人员。还可能包括以下几点:

a. 资产信息标识号;

b. 所属科室 (通常是使用部门);

c. 设备说明;

d. 电话号码;

e. 联系人;

f. 设备位置;

g. 问题描述。

完成工作后,技术人员将在一天内完成工作报告,包括和服务请求相关的所有信息。所有报告都有日期和日志记录。如果不能在请求的时间内或 12 个工作日内完成工单,技术人员需通知申请科室或部门管理者,告知他们设备维修被延迟的原因并为他们提供一个预计维修时间。按需跟踪这种情况和联系申请科室或部门管理者是每个临床工程技术人员的责任。

附录 A.5
预防性维护期间的校准工作

临床工程部门及时执行预防性维护程序是医院设备管理计划的一部分。预防性维护过程中产生的校准工作要求记录。

目的

在预防性维护程序中,当需要校准工作时确保其被执行且适当记录。

程序

A. 医疗设备的预防性维护中未发现问题

1. 一旦预防性维护程序完成,技术人员将要完成预防性维护工作文档记录。

2. 技术人员需在设备上贴上一个更新的维护标签或其他检测记录。

注意:如果 PM 工作请求的完成时间比计划时间延迟在一个月内执行,技术人员在标签上记录的日期应与工作请求完成的月份一致。

3. 技术人员返还设备使其用于服务。

B. 医疗设备的预防性维护期间发现问题

1. 如果问题确定为轻微,预防性维护程序可以完成但设备不能被返回进行服务(如电源线长度不足),技术人员应该遵循以下步骤:

a. 执行预防性维护程序;

b. 完成 PM 工作文档记录表格;

c. 在设备上贴附更新的标签;

注意：如果 PM 工作请求的完成时间比计划时间延迟在一个月内执行，技术人员在标签上记录的日期应与工作请求完成的月份一致，原因是要保证适当的设备使用间隔。

d. 启动校正工单申请，在设备上贴附标签标明其发生故障，并通知使用部门延迟返还设备。

2. 如果问题确定为轻微，预防性维护程序可以完成并且设备可以被返还进行服务（如麻醉机的软管支架坏了或整形标签脱落），技术人员应该遵循以下步骤：

a. 执行预防性维护程序；

b. 完成 PM 工作文档记录表格；

c. 在设备上贴附更新的维护标签；

注意：如果 PM 工作请求的完成时间比计划时间延迟在一个月内执行，技术人员在标签上记录的日期应与工作请求完成的月份一致，原因是要保证适当的设备使用间隔。

d. 返还设备使其用于服务；

e. 当设备可用时，需要通过后续初始化校正工单来完成申请。

3. 如果问题确定为较严重并且预防性维护程序不能完成（如呼吸器上的流量控制模块损坏），技术人员应该遵循以下步骤：

a. 启动校正工单，在设备上贴附标签标明其发生故障并通知使用部门延迟返还设备；

b. 参考校正工单序列进行维修维护；

c. 校正行动完成后，恢复预防性维护程序，文档记录预防性维护程序完成，以及校正工作请求完成；

d. 在设备上贴附更新的维护标签；

注意：完成日期将是工单系统内的 PM 工作申请文档完成的日期。例如，PM 工作请求于 10 月完成，CM 工作请求开始并转入 11 月。PM 标签应该反映与 PM 工单一致的 10 月的日期。基于过去的到期日和适当的设备间隔，到期日应该反映未来到期日。技术人员将完成 CM 工单并文档记录 CM 工作完成的日期。

e. 返还设备用于服务。

附录 A.6
感染控制

　　所有临床工程员工都需要掌握医院有关感染控制的相关政策,并且请勿将自己或他人暴露于任何类型的感染性废物中。

目的

　　为了给所有员工提供一个安全、干净的工作环境,以保护临床工程技术人员远离污染设备。

程序

一般预防措施

　　1. 临床工程部门应拒绝维修明显受污染的设备,直到由合适的部门完全清洁。清洁过程应穿着适当的个人防护装备。

　　2. 所有临床工程技术人员将遵守隔离指南,他们工作地区的穿着和擦洗程序也应符合隔离指南的要求。没有护士长的许可,临床工程技术人员不应该进入"隔离室"或"限制区域"。

　　3. 所有临床工程员工都应参加年度感染控制教育。这个培训应被记录在临床工程部门的员工个人培训记录中。

　　4. 以下任何时候都必需洗手:

　　a. 手被血液或体液污染;

　　b. 防护手套被移除;

　　c. 和患者之间存在接触;

　　d. 在存在接触血液或体液风险的工作区域(禁止吃、喝、使用化妆品和处理隐形眼镜)。

个人防护装备（PPE）

1. 一次性手套应提供给临床工程部门内所有存在暴露风险的员工，他们可以自行决定使用或按需使用。

2. 存在由于喷溅作业或暴露于血液或体液的风险时，员工处理设备需要穿戴眼镜保护装置和 / 或面罩。

3. 任何时候需要，临床使用部门将提供个人防护装备（如隔离衣、手套、口罩和护目镜）。

4. 受污染的供应品（如隔离衣、手套、口罩和吸水毛巾）被放置在紧闭的坚固塑料袋内以待适当处理。

设备的预防措施

1. 所有包含过滤器的设备都将根据制造商的建议清洗或替换过滤器。

2. 在非高效分子过滤器的过滤器更换期间需要戴手套，这些过滤器将被放置在正常废物区。

3. 处理任何包含高效分子过滤器的设备都需要穿戴手套、防护口罩和隔离衣，并佩戴防护眼镜。这些过滤器将作为感染性废物被处理。

4. 所有来自临床实验室的替换过滤器都被认为是受污染的，并应作为感染性废物处理。应当穿戴适当的 PPE。

5. 所有需要打开除尘或清扫的设备都将尽可能远离患者护理区域或员工工作区域。可以携带或易滚动的设备都将被移至临床工程工作场所进行清理。临床工程人员需要佩戴面罩以避免从任何设备呼吸灰尘的风险。

需要对所有不能从员工工作区域搬离的设备进行真空清洁（而不是吹扫干净），以免污染工作环境。

附录 B
检测和预防性维护程序的示例

B.1 程序模板
B.2 麻醉机
B.3 小型台式离心机
B.4 心电监护
B.5 输液泵
B.6 移动 X 射线系统

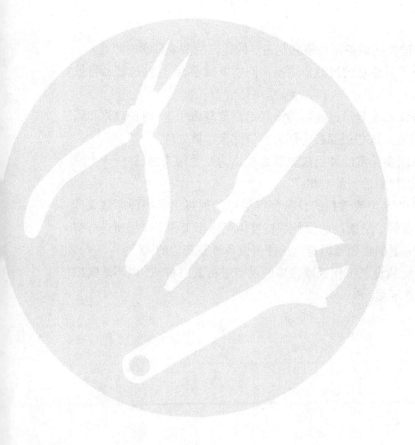

50

附录 B.1
程序模板

设备类型		设备的名称和 / 或类型	
风险评分	可以从国家监管机构获得，或咨询美国食品药品监督管理局（FDA）	安全检测 / 年	参考制造商的服务手册
方案风险（EM 值）	参考附录 A.1 以确定风险 EM 值	性能检测 / 年	参考制造商的服务手册
风险分组（设备功能分类）	参考附录 A.1 以确定种类	PM 检测 / 年	参考制造商的服务手册
程序：			
列出执行检测和预防性维护需采取的步骤。			

附录 B.2
麻醉机

FDA 风险 : 2　　　　　　　　安全检测 / 年 : 2
方案风险得分 :　　　　　　　性能检测 / 年 : 12
风险分组 : 生命支持　　　　　PM 检测 / 年 : 12

程序

1. 检测设备的外部硬件损坏或丢失。
2. 检测电源线、电源线溢放口和插头的任何损坏迹象。
3. 关闭装置,打开外壳并检查装置损坏情况。
4. 清洁装置内部组件并在外部使用真空或压缩空气。
5. 检查内部腐蚀迹象或丢失硬件,根据需要维修。
6. 检查具有过热或退化迹象的电器元件。
7. 检查所有外部快速断开的 O 形环。
8. 检查所有管道的状况,必要时进行替换。
9. 检查所有过度磨损的电缆。
10. 检查吸气和呼气流量阀。
11. 通过泄漏测试检测内部电路。
12. 验证气体换气系统的正确运行。
13. 验证正确的汽化器校准。
14. 验证正确的流量计校准。
15. 验证正确的呼吸机操作(速率、体积、流量)。
16. 验证所有按钮的正确操作、控制、显示和 / 或指标。
17. 验证在所有功能模式的单元的正确操作。
18. 清洁装置的表面,包括所有的配件、电缆、控制和显示。

附录 B.3
小型台式离心机

FDA 风险 : 1   安全检测 / 年 : 1
方案风险得分 :   性能检测 / 年 : 4
风险分组 : 诊断   PM 检测 / 年 : 4

程序

1. 检查设备的外部硬件损坏或丢失。

2. 检查电源线、电源线溢放口和插头的任何损坏迹象。

3. 关闭装置,打开外壳并检查装置损坏情况。

4. 清洁装置内部组件并在外部使用真空或压缩空气。

5. 使用压缩空气清洁发动机。如果可以,检查碳刷。

6. 检查内部腐蚀迹象或丢失硬件,根据需要维修。

7. 检测具有过热或退化迹象的电器元件。

8. 验证盖子和安全保护装置的正确操作,检查盖垫片。

9. 验证计时器的正常运转和制动的正确操作。

10. 如果适合,验证转速计的正确运行。

11. 确认支架平衡,检查振动和过量噪声。

12. 如果可以,验证制冷和恒温器的正确运行。

13. 使用测试转速计验证速度设置。

14. 检查电机刷和电枢,清理碳堆积。

15. 如果可以,润滑电机和机械部件。

16. 验证所有按钮的正确操作、控制、显示和指标。

17. 验证在所有功能模式的单元的正确操作。

18. 清洁装置的表面,包括所有的配件、电缆、控制和显示。

附录 B.4
心电监护

FDA 风险：2　　　　　　安全检测 / 年：2

方案风险得分：　　　　　性能检测 / 年：2

风险分组：诊断　　　　　PM 检测 / 年：2

程序

1. 检查设备的外部硬件损坏或丢失。

2. 检查电源线、溢放口和插头的任何损坏迹象。

3. 关闭装置，打开外壳并检查装置损坏情况。

4. 清洁装置内部组件并在外部使用真空或压缩空气。

5. 检查内部腐蚀迹象或丢失硬件，根据需要维修。

6. 检查具有过热或退化迹象的电器元件。

7. 检查患者导联线，机械或电气连接的损坏情况。

8. 验证主要选择开关的正确制动和主要短路。

9. 验证垂直增益和定标脉冲。检查监控 / 诊断开关。

10. 验证正确的扫描大小、线性、中心、速度和垂直间距。

11. 验证正确的放大器频率响应和共模抑制比。

12. 验证正确的亮度和追踪焦点。

13. 如果可以，验证固定和级联控制的正确操作。

14. 验证心率计在精确度为 ±3% 的三个点的准确度。

15. 验证高低警报操作的触发和响应时间。

16. 验证音频和可视报警指标的正确操作。

17. 验证所有按钮的正确操作、控制、显示和指标。

18. 验证在所有功能模式的单元的正确操作。

19. 清洁装置的表面，包括所有的配件、电缆、控制和显示。

附录 B.5
输液泵

FDA 风险：2	安全检测 / 年：2
方案风险得分：	性能检测 / 年：2
风险分组：患者支持	PM 检测 / 年：2

程序

1. 检查设备的外部硬件损坏或丢失。
2. 检查电源线、电源线溢放口和插头的任何损坏迹象。
3. 关闭装置，打开外壳并检查装置损坏情况。
4. 清洁装置内部组件并在外部使用真空或压缩空气。
5. 检查内部腐蚀迹象或丢失硬件，根据需要维修。
6. 检测具有过热或退化迹象的电器元件。
7. 执行电池操作测试。
8. 测试仪器服务 / 测试模式。
9. 验证压力校准。
10. 执行自动堵塞压力测试。
11. 验证流速精度。
12. 验证所有按钮的正确操作、控制、显示和指标。
13. 验证所有功能模式的单元是否正确操作。

附录 B.6
移动 X 射线系统

FDA 风险：11　　　　　　安全检测 / 年：1
方案风险得分：　　　　　性能检测 / 年：2
风险分组：诊断　　　　　PM 检测 / 年：2

程序

1. 检查设备的外部硬件损坏或丢失。
2. 检查电源线、电源线溢放口和插头的任何损坏迹象。
3. 关闭装置，打开外壳并检查装置损坏情况。
4. 清洁装置内部组件并在外部使用真空或压缩空气。
5. 检测内部腐蚀迹象或丢失硬件，根据需要维修。
6. 检测具有过热或退化迹象的电器元件。
7. 验证千伏峰值、毫安时间，参考每个制造商的规格。
8. 验证电气锁的正确操作（管和表）。
9. 验证其他电气功能的正确操作。
10. 如果需要电池工作，可以验证电池功能。
11. 验证固定和可移动轨道的正确支持和行程。
12. 验证传动系统的平稳运行。
13. 如果可以，验证显示设备的正确操作。
14. 验证准直器（自动和手动）在规范内的正确运行。
15. 使用制造商的规范验证正确的校准。
16. 验证所有按钮的正确操作、控制、显示和指标。
17. 验证所有功能模式的单元是否正确操作。
18. 清洁装置的表面，包括所有的配件、电缆、控制和显示。

附录 C
计算 IPM 工作量

下列程序和图表用于计算 IPM 工作量。服务公司用这种数学方法计算他们承包项目的 IPM 工作量。如果临床工程部门对 IPM 实际工作量进行预估，再安排员工完成这项工作，则员工更容易完成任务并达到目标。步骤如下：

1. 识别 IPM 覆盖的领域（一组设备，一个部门，一个区域，整个设施）。

2. 为 IPM 包括的所有项目建立完整的资产管理信息。

3. 记录技术员执行检测程序的时间。应该分析每台设备，将检测频率和时间都输入电子数据表，包括总年度检测时间和设备列表的预防性维护计算。示例请见表 A。

表 A　计算 IPM 工作量的具体方法

医疗设备	次要 IPM 频率（每年）	次要 IPM 时间（小时）	主要 IPM 频率（每年）	主要 IPM 时间（小时）	总时间（小时/年）
化学实验室					
实验室血液冰箱	11	0.2	1	0.5	0.7
实验室标本冰箱	1	0.5	1	0.5	1
加热器	2	0.25	0	0	0.5
分光光度计	3	0.5	1	0.75	2.25
胆红素分析仪	2	0.75	1	1.0	2.5
化学分析仪	3	3.0	1	4.0	13.0
打印机组件	2	0.3	0	0	0.6
印表机	2	0.3	0	0	0.6
电脑显示器	1	0.25	0	0	0.25
化学分析仪	3	4.5	1	6.0	19.5
显微镜	1	0.5	1	1.5	2.0
实验室冰箱	1	0.3	1	0.5	0.8
实验室用混合机	2	0.25	0	0	0.5

医疗设备	次要 IPM 频率（每年）	次要 IPM 时间（小时）	主要 IPM 频率（每年）	主要 IPM 时间（小时）	总时间（小时/年）
离心机	2	0.5	1	1.0	2.0
化学分析仪	3	3.0	1	5.0	14.0
冰箱	1	0.3	1	0.4	0.7
化学分析仪	3	3.0	1	4.0	13.0
超纯水系统	1	1.0	1	2.0	3.0
总　　计					76.9
产房					
胎儿监护仪	4	0.75	0	0	3.0
超声扫描仪	1	3.0	1	5.0	8.0
视频监视器	1	0.5	0	0	0.5
婴儿暖箱	2	0.75	1	1.0	2.5
婴儿暖箱	2	0.75	1	1.0	2.5
脉搏血氧计	1	0.3	1	0.4	0.7
保温毯	1	0.5	1	1.0	1.5
胎儿监护仪	4	0.75	0	0	3.0
生理监护仪	1	0.75	1	1.0	1.75
多普勒血液探头	2	0.3	0	0	0.6
注射泵	1	0.5	1	0.75	1.25
电刀	1	1.0	1	1.0	2.0
胎儿监护仪	4	0.75	0	0	3.0
胎儿血液气体监测仪	2	1.5	1	2.0	5.0
胎儿监护仪	1	0.75	0	0	3.0
胎儿血液气体监测仪	2	1.5	1	2.0	5.0
合　　计					43.3

另一种简化的方法通常将设备分为三类：

1. 简单设备——每年检测 1 次，不需要 PM；

2. 中级设备——每年检测 1 次或 2 次，可能需要一些 PM；

3. 先进系统——每年检测 2~4 次，需要多次 PM。

这种方法需要技术人员精通设备和维护程序。将每类设备大约检测时间和频率输入图表，用于计算总 IPM 工作时间。这种方法的示例见表 B。

表 B 确定工作量（本示例所用数据来自上例中的化学实验室和产房）

设备类型	简单设备	中级设备	先进系统
设备数量	5 实验室 1 产房	8 实验室 14 产房	4 实验室 3 产房
设备总数量	6.0	22.0	7.0
小时 / 检测	0.3	0.5	1.0
检测 / 年	1.0	1.5	4.0
检测设备的总小时数	1.8	16.5	28.0
总工作量 =46.3			

这种方法计算总工作量需要提供完成检测和预防性维护的时间。这个例子没有考虑将设备调往临床部门所需的时间、在特定区域的准备工作时间（收集正确的文件、测试设备、工具和 PM 零件）或工作完成后完成文件所需时间。这些变量依赖于部门所在地与临床领域的关系，工作在哪里进行，以及需要维护的设备类型。此外，正常工作时间应有午饭时间、短暂休息时间，以及和临床使用人员沟通合作了解设备运转情况的时间。考虑到所有方面，该示例中一个技术人员认真彻底完成这项工作大概要 2 个星期。

附录 D
资产入库和检测表样本

D.1　接收新设备表
D.2　设备检测表
D.3　工作指令表

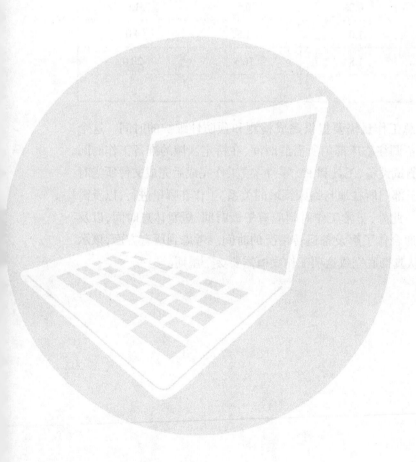

附录 D.1
接收新设备表

日期：_____

技术员姓名：_____

设备_____ 类型_____

楼层_____ 单元_____部门_____

详细资料	
注：	
资产 #	
型号 #	
序列号 #	
供应商 #	
制造商	
功能单元	
功能评分	
风险评分	
维护评分	

采购信息	
到达时间	//
安装时间	//
授权时间	//
采购价格	
置换费用	

平均寿命_____年

PM 计划_____

（每月、每年等）

工作指令 #_____

采购指令 #_____

引入 #_____

备注_____

_____

_____

_____

附录 D.2
设备检测表

<table>
<tr><td colspan="5" align="center">恒温箱
功能检测和测试表单
位置：_____   控制编码：_____

制造商：_____   型号：_____</td></tr>
<tr><td colspan="3" align="center">项目</td><td align="center">合格 /
不合格</td><td align="center">所需措施</td><td align="center">采取措施的
日期</td></tr>
<tr><td colspan="3">a. 机座状态?</td><td></td><td></td><td></td></tr>
<tr><td colspan="3">b. 连接插头状态?</td><td></td><td></td><td></td></tr>
<tr><td colspan="3">c. 连接电缆和消除电缆应力状态?</td><td></td><td></td><td></td></tr>
<tr><td colspan="3">d. 指示灯和警报状态?</td><td></td><td></td><td></td></tr>
<tr><td>e. 流量</td><td>模式</td><td>GPM</td><td></td><td></td><td></td></tr>
<tr><td></td><td>加热</td><td></td><td></td><td></td><td></td></tr>
<tr><td></td><td>降温</td><td></td><td></td><td></td><td></td></tr>
<tr><td></td><td colspan="2">流量开关激活</td><td></td><td></td><td></td></tr>
<tr><td colspan="3">f. 开关激活状态</td><td></td><td></td><td></td></tr>
<tr><td colspan="3">g. 冷水蓄水池</td><td></td><td></td><td></td></tr>
<tr><td colspan="3">h. 整体水温控制</td><td></td><td></td><td></td></tr>
<tr><td></td><td>设定值</td><td>显示</td><td>温度计</td><td></td><td></td></tr>
<tr><td></td><td>55 ℉</td><td></td><td></td><td></td><td></td></tr>
<tr><td></td><td>77 ℉</td><td></td><td></td><td></td><td></td></tr>
<tr><td></td><td>105 ℉</td><td></td><td></td><td></td><td></td></tr>
<tr><td colspan="3">设定值精确到1℃（1.8 ℉）的显示值</td><td></td><td></td><td></td></tr>
<tr><td colspan="3">设定值精确到1℃（1.8 ℉）的温度计值</td><td></td><td></td><td></td></tr>
<tr><td>i.</td><td colspan="2">高温备用恒温器</td><td></td><td></td><td></td></tr>
<tr><td></td><td colspan="2">关闭继电器设置点</td><td></td><td></td><td></td></tr>
</table>

项目			合格／ 不合格	所需措施	采取措施的 日期
j. 温度计验证测试					
k. 患者体温显示测试					
	探针电阻	患者体温显示值			
	1355	37℃ ±0.3℃			
	1667	32℃ ±0.3℃			
l. 低温恒温备份恒温器					
m. 接地电阻小于 0.5Ω					
n. 泄漏电流					
	机架（接地的）	10μA			
	机架（未接地的）	100μA			
	患者调查	50μA			

质量检测表

呼吸机检测

日期：＿＿＿＿＿＿ 检测人：＿＿＿＿＿＿ 设备所有人：＿＿＿＿＿＿

设备类型：＿＿＿＿＿＿＿＿＿ 制造商：＿＿＿＿＿＿＿＿＿

设备编码：＿＿＿＿＿ 型号：＿＿＿＿＿＿ 序列号：＿＿＿＿＿＿

检测时间：＿＿＿＿＿＿ 使用科室：＿＿＿＿＿＿＿＿＿

项目	合格 / 不合格	不适用	定性任务	项目	合格 / 不合格	不适用	定性任务
1.1			机架 / 箱	2.1			接地电阻
1.2			安装硬件	2.2			最大漏电流
1.3			车轮组	2.3			泄漏试验
1.4			线路电缆	2.4			控制方式
1.5			应变消除	2.5			辅助控制方式
1.6			断路器 / 保险丝	2.6			SIMV 模式
1.7			导管 / 软管	2.7			CPAP 模式
1.8			电缆	2.8			压力支持
1.9			接插件	2.9			喷雾器功能
1.10			转换器	2.10			比率（CIMV/SIMV）
1.11			滤波器	2.11			
1.12			控制元件	2.12			比率（SIGH）
1.13			加热器 / 加湿器	2.13			SIGH 功能
1.14			发动机 / 泵 / 风扇				
1.15			电池 / 充电器				
1.16			指示器 / 显示器				
1.17			自检				
1.18			警报 / 联动装置				
1.19			声响信号				
1.20			标记				
1.21			附件				

项目	合格 / 不合格	不适用	定性任务	项目	合格 / 不合格	不适用	定性任务
3.1			安全阀	4.1			附加任务
3.2			敏感性	4.2			清洁
3.3			窒息报警	4.3			润滑
3.4			低氧压力警报	4.4			校准
3.5			低呼吸警报	4.5			校准调节阀
3.6			分钟通气量警报	4.6			校准开关
3.7			低 PEEP 警报	4.7			校准传感器
3.8			低 CPAP 警报	4.8			校准压缩机排气阀
3.9			高比例警报	4.9			置换空气 / 氧气过滤器
3.10			过热警报	4.10			置换压缩机过滤器
3.11			高氧百分比警报	4.11			记录使用的零件
3.12			低氧百分比警报	4.12			
3.13			循环故障警报	4.13			
3.14			呼吸机不工作警报	4.14			
3.15			I：E 比例警报				
3.16			低氧压力警报				
3.17							
3.18							
3.19							
3.20							
3.21							

附录 D.3
工作指令表

服 务 需 求

部门：_____

日期：_____

临床 / 技术报告问题：_____

设备位置：_____

问题描述：_____

_____

日期 / 时间：_____

服 务 记 录

服务工程师姓名：_____ 反应日期 / 时间：_____

采取措施：_____

_____

问题是否改正？_____

是否需要随访？_____

什么时候进行随访？_____

随 访 记 录

服务工程师姓名：_____ 反应日期 / 时间：_____

采取措施：_____

_____

问题是否改正？_____

是否需要进一步随访？_____

（如果需要，在本表背面详细描述。）

注意：在最终维修完成后至少 15 天内保证本表可用。

改编自 Medical Consultants Network Inc., Reference# 1004 Biomedical Engineering

附录 E
检测标签的样本

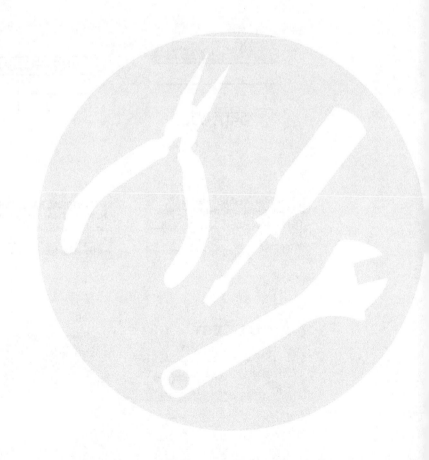

附录 E.1
检测记录

这种类型的标签显示设备服务或检测的日期，以及下一次服务的时间。这些标签有时候被印成不同的颜色，不同颜色代表不同的年份或者检测周期，更方便确定设备是否需要检测。这种标签可覆盖有塑料胶／覆盖物，以保护其在清洗过程中不被损坏。

BIOMEDICAL ENGINEERING DEPT.
SAFETY CHECKED
By
Date

SERVICED
Date _____ by
Due
Service   CAL   PM   PT   ST
Performed   □   □   □   □
DO NOT REMOVE LABEL

CLINICAL ENGINEERING
INSPECTION PASSED

TECH   I.D.

DATE DUE

INSPECTED
DATE   BY
DUE

Approved For Use By
Biomedical Engineering Dept.
Date Inspected
Inspected by
Inspection Due

ELECTRICAL SAFETY CHECK
NON-HOSPITAL OWNED DEVICE
□ RENTAL   □ LOANER   □ EVAL.   □ OTHER
BY _____ DATE _____
Next Inspection Due

BATTERY
                    Dates
□ Checked _____
□ Replaced _____
By _____

INSPECTED
CLINICAL ENGINEERING
Date _____ By _____
Location _____

附录 E.2
检测记录（测试）结果

这种标签用于记录检测性能的数据,可以用于记录一些能量产生设备,包括超声治疗设备、激光、除颤器、电流治疗设备、神经刺激器等的输出。

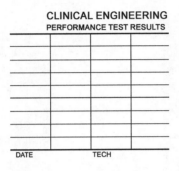

CLINICAL ENGINEERING
PERFORMANCE TEST RESULTS

DATE   TECH

ULTRASOUND OUTPUT

ID NO. _____ DATE _____

TESTED BY _____

ULTRASOUND SETTING (WATTS)	ACTUAL OUTPUT (WATTS)
_____	_____
_____	_____
_____	_____
_____	_____

**DEFIBRILLATOR
CALIBRATION**

INDICATED	DELIVERED
WS	WS
WS	WS
WS	WS
WS	WS
WS	WS
MAX.	

DATE _____ BY _____

NEXT INSPECTION DUE _____

附录 E.3
缺陷通知

这种标签放置在医疗设备上,是临床工程人员检测出来的缺陷标识。用颜色非常鲜艳的纸张打印,引起临床医生的注意,防止无意中使用设备。

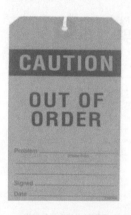

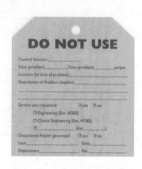

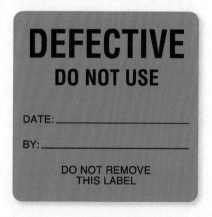

附录 F
各种医疗设备对应的测试设备

医疗设备种类	需要的测试设备
电刀设备	射频电刀分析仪
除颤仪	除颤器分析仪
所有电子设备	电气安全分析仪
麻醉机、呼吸机	测试肺模型
麻醉机、呼吸机	呼吸机分析仪
心肺复苏机、升温/降温设备、加热泵、透析仪	液体流量计
麻醉机、呼吸机、CO_2 气体装置、真空调节器、空气 $-O_2$ 混合仪、激光仪	气体流量计
生理监测仪、主动脉内球囊反搏泵、除颤器、脑电图机、心电图机	生理信号模拟器
ICU 监护仪、心电图机	心律失常模拟器
输液泵、外科灌注泵	量筒或液体流量计
射线和透视设备	电离室/辐射分析仪/千伏峰值计
手术和眼科激光	激光功率计/激光热成像板
大多数电子设备	万用表、示波器、函数信号发生器
射线照相设备、X 光乳腺诊断设备、超声波、CT、MR	性能模体
空氧混合仪、麻醉机、医用气体系统	氧分析仪
心脏起搏器	起搏器分析仪
天平、牵引设备	秤、弹簧秤、地秤、天平、砝码
呼吸机、心肺机、麻醉机	气动测试器、气流仪
医用气体系统、密封隔音装置、激光、血液透析仪、负压吸引器	压力计

附录 F　各种医疗设备对应的测试设备

医疗设备种类	需要的测试设备
培养箱、保温箱、实验室烤箱	温度探测器 / 温度计
输液泵、吸引设备	秒表 / 计时器
离心机	接触转速计
插座	插座测试仪
独立电力系统	隔离电源测试仪
无创血压监测	无创血压模拟器
透析设备	pH 值 / 电导仪
各种电子设备	可变电阻箱、可变电容箱

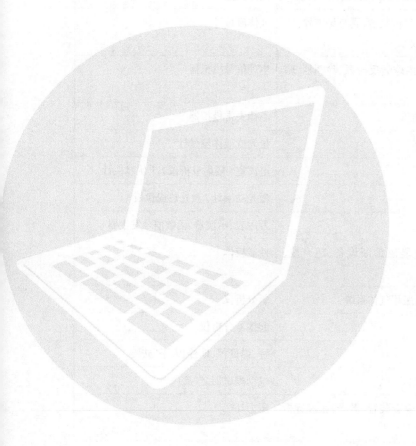

附录 G
工作说明示例

附录 G.1
生物医学工程技术员——初级

工作说明

职责包括安装和维护治疗、诊断和监测医疗设备。

具体工作包括：

1. 安装、保养和维修各种医疗设备。

2. 利用专业测试设备对医疗设备进行电气安全检查。

3. 协助医疗设备的系统预防性维护方案。

4. 对新设备检测、纠正和预防维护和特殊需求等所有工作进行准确及时地维护记录。

5. 协助医院临床和技术人员合理操作和维护临床设备。

6. 与使用人员沟通维修状态。满足临床部门的需求，对设备进行租赁或更换。

7. 根据部门政策，对新临床设备进行验收检测。

8. 意识到患者和工作安全问题，上报发现的问题，并协助修正问题。

9. 建议判断和推荐过时的设备进行报废，这些设备具有多次维修记录，超出制造商保修期范围，或者具有安全问题。

10. 提供良好的客户服务，友好沟通，视情况筛选和提交电话，并向员工、参观者和患者提供所需信息。

11. 保持完美的职业形象和高效的工作方法。

12. 与同事、临床人员和医院其他工作人员保持良好的关系。

13. 保持高水平生产力。在适当时候为提高部门工作效率提出建议。

14. 保持工作场所的清洁和安全。

15. 遵守所有部门政策和规程。

教育：电子、生物医学工程技术或相关领域的 2 年制学位或同等培训。

经验：最低学历以上者不需要经验。具有 1 年医疗背景的生物医学工程技术员经验者优先。

附录 G.2
生物医学工程技术员——中级

工作说明

职责是对治疗、诊断和监测的医疗设备进行安装和维护。

具体工作包括：

1. 对各种临床设备包括生命支持设备进行日常维护或安装、维护、维护等相关的复杂任务。

2. 能独立完成日常工作和复杂任务。对工作有轻重缓急的考虑，并且开展新工作和任务。

3. 能与临床医生有效合作，解决与医疗设备相关的临床问题。为临床医生解决技术问题。

4. 为初级技术人员提供培训、辅导和指导。

5. 按要求参与委员会审议。

6. 根据需要，协调初步检测和安装新设备。

7. 从项目开始到结束协调管理，进行必要的沟通，并对设备拥有部门进行随访。

8. 根据需要，协助开展设备预购评估。按要求参与事故调查，并提供后续管理。

教育：电子、生物医学设备技术或相关领域的 2 年制学位或同等培训。

经验：生物医学工程技术员有至少 3 年经验，或具备电子、机械或电子医疗维修相关最少 5 年经验或同等经验。

附录 G.3
生物医学工程技术员——高级

工作说明

职责是对治疗、诊断和监测的医疗设备进行安装和维护。

具体工作包括：

1. 能够执行各种工作，完成各种临床设备包括生命支持设备的各项安装、维护和维修等复杂和专业任务。

2. 培训、辅导和指导初级和中级技术人员。

3. 开展部门员工培训，包括对初级和中级技术人员培训安全操作和设备维护。

4. 为设备采购协助开发技术条件。

5. 经常协调管理项目，与部门做必要的沟通和随访。

6. 主管不在的时候能够起到领导作用或安排工作的优先次序。

教育： 电子、生物医学设备技术或相关领域的 2 年制学位或同等培训。

经验： 至少 4 年生物医学工程技术员相关经验。

附录 G.4
临床工程主管／经理

工作说明

负责指导和管理与医疗设备安全有效性直接相关的临床工程活动。

具体工作包括：

1. 医疗设备的购买、维护和维修。

2. 协助和监督新设备编写规范。

3. 评估和协助获取患者诊疗的新技术。

4. 与外部服务人员协调预防性维护和维修。

5. 评估可能的劳务合同和外部供应商关系。

6. 精通监管法规和标准。

7. 与临床人员协作为患者安全提供最高水平服务。

8. 确保满足适用的认证标准。

9. 确保遵循部门的政策和规程。

10. 管理指定的其他项目。

11. 管理部门工作效率和性能改进计划。

12. 协助管理维护管理信息系统。

13. 确保技术人员能够按时完成任务，并完成所有维护活动的记录。

14. 监控和确保维修零件的库存，确保适当的设备维护。

15. 确保按时完成预防性维护。

16. 参加临床工程会议。

17. 指导医院人员安全合理操作和维护医疗设备。

教育：临床／生物医学工程领域的 2 年制学位或同等学历。临床／生物医学工程领域的 4 年制学位者优先。

经验：至少 3 年的临床／生物医学技术经验，包括管理和领导经验。

附录 H
执行设备层面开发维护方案的示例

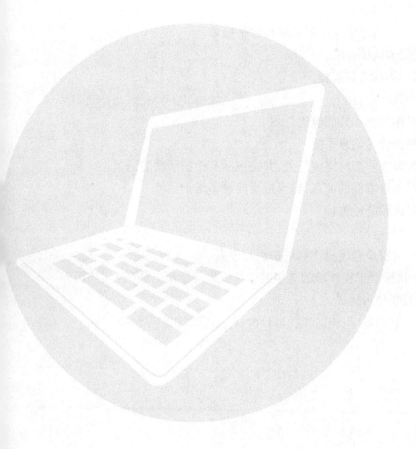

附录 H.1
地区医院计划维护方案

关键因素	措施	负责人
资产信息	• 利用计算机电子数据表或简单的 CMMS 软件创建医院所有医疗设备的资产信息	临床工程部门
方法	• 确定目前资源 • 定义维护方法： 　—简单的维护任务——医院员工 　—更复杂的关键设备——劳动服务合同	临床工程部门主管
财务资源	• 服务合同计划 • 为实现方案做预算 • 为操作方案做预算 • 确定预算来源	临床工程部门主管
物质资源	• 计划工具和设备所需的空间和购置资源	设计师
	• 计划基本的计算机资源	管理员
人力资源	• 为技术员计划额外的培训 • 识别医院管理方案中的管理能力 • 链接到外部资源	临床工程部门主管 / 管理员

附录 H.2
地区医院管理维护方案

管理成分	措施	负责人
人员管理	• 分配定期或不定期的工作给维修人员 • 监督技术员的工作时间,按时完成计划内和计划外的工作任务	临床工程部门主管
	• 在工作指令表中记录工作,如果有 CMMS,在 CMMS 中记录	技术员
财务管理	• 监控由技术员支出的与服务合同相关费用 • 比较成本预算,审查差异,计划未来预算	临床工程部门主管
操作管理	• 制定检测和预防性维护程序和时间表 • 为维修维护的优先级制定政策 • 监控服务合同内的服务	临床工程部门主管
	• 与临床医生密切合作	临床工程部门主管 / 技术员
性能监控	• 监控性能措施	临床工程部门主管
性能提高	• 每年对比性能;判断性能提高的可能性	临床工程部门主管

附录 H.3
区域性健康系统计划维护方案

关键因素	措施	负责人
资产信息	• 利用全功能 CMMS 软件创建所有医疗设备的资产信息	临床工程部门
方法	• 定义维护方法： —简单的维护任务——医院员工 —更复杂的关键设备——劳动服务合同，医院员工的"第一印象"	临床工程部门主管
财务资源	• 确定财务资源（适中的） • 计划服务合同 • 为实现方案做预算 • 为操作方案做预算 • 确定预算来源	临床工程部门主管
物理资源	• 确定物理资源（一些空间、工具和设备）	临床工程部门主管
	• 计划工具和设备所需的空间和购置资源	技术员
	• 计划基本的计算机资源	管理员
	• 计划医院与诊所之间的运输	管理员 / 运输服务人员
	• 计划服务请求调度和文书支持	管理员
人力资源	• 确定当前人力资源（一个工程师和一些具有不同技能的技术人员）	临床工程部门主管
	• 计划安排技术人员的专业培训 • 计划工程师的管理培训 • 链接到外部资源	临床工程部门主管 / 管理员

附录 H.4
区域性健康系统管理维护方案

管理成分	措施	负责人
人员管理	• CMMS 中安排定期或不定期的工作 • 检测技术员工作时间，按时完成计划内和计划外的工作任务	临床工程部门主管
	• 技术人员在工作记录表和 CMMS 软件中进行工作记录	技术员
财务管理	• 监控由技术员支出的与服务合同相关的费用 • 比较成本预算，审查差异，计划未来预算	临床工程部门主管
操作管理	• 制定检测和预防性维护程序和时间表 • 为维修维护的优先级制定政策 • 监控服务合同内的服务 • 参与医疗设备计划、事件调查和委员会活动	临床工程部门主管
	• 与临床医生密切合作，开展客户满意度调查	临床工程部门主管 / 技术员
性能监控	• 监控性能评估加上 CMMS 支持的附加方法 • 管理是否符合适用标准、性能基准测试，以及实施"最佳方案"	临床工程部门主管
性能提高	• 准备书面报告比较性能，并确定改进机会 • 积极执行性能提高计划并进行监督	临床工程部门主管